Dr. Michelle HAINTZ

Wach-Laufen

Bewusste Bewegung für Körper, Geist und Seele

Neu-Veröffentlichung Juni 2021

Erstausgabe 2009 unter dem Titel
„Wach-Laufen"

Bibliographische Information der Deutschen Nationalbibliothek

Die Deutsche Nationalbibliothek verzeichnet diese Publikation in der deutschen Nationalbibliographie; detaillierte bibliographische Daten sind im Internet über http://dnb.d-nb.de abrufbar.

© 2021 Alle Rechte vorbehalten

Rechtliche Hinweise

Dieses Buch ist Copyright geschützt und darf weder als Reproduktion, Übersetzung, Weiterverarbeitung oder in ähnlicher Handlung zu kommerziellen Zwecken sowie Weiterverkauf oder sonstiger Veröffentlichungen ohne schriftliche Genehmigung von uns (Dr. Michelle Haintz und Angelina Schulze) verwendet werden. Als Leserin und Leser dieses Buches möchte ich Sie ausdrücklich darauf hinweisen, dass keine Erfolgsgarantie für die Umsetzung meiner Empfehlungen gewährt werden kann. Die Inhalte in diesem Buch spiegeln meine Erfahrungen wider. Ich übernehme auch keinerlei Verantwortung für jegliche Art von Folgen z. B. unerwünschte Reaktionen, Verluste, Risiken bzw. falsch verstandene Texte. Diese Veröffentlichung wurde nach bestem Wissen erstellt. Sollten Inhalte dieses Buches gegen geltende Rechtsvorschriften verstoßen, dann bitte ich Sie um eine Benachrichtigung, um die betreffenden Inhalte schnellstmöglich zu bearbeiten bzw. zu entfernen. Die Verwertung der Texte und Bilder, auch auszugsweise, ist ohne Zustimmung des Angelina Schulze Verlags urheberrechtswidrig und strafbar. Dies gilt auch für Übersetzungen, Vervielfältigungen, Mikroverfilmung und für jegliche Art von Verarbeitung mit elektronischen Systemen.

Autorin: © Dr. Michelle Haintz   dr.michelle.haintz@aon.at

Layout und Satz: Dr. Michelle Haintz

Umschlaggestaltung: Angelina Schulze und Dr. Michelle Haintz

Coverbild: © Maridav – Adobe.Stock

Verlag: Angelina Schulze Verlag
Vor dem Walde 9, 38268 Lengede

verlag@angelina-schulze.com
https://as-infothek.de
https://angelina-schulze-verlag.de

ISBN: 978-3-96738-157-3

Inhaltsverzeichnis

Vorwort von Dr. Heribert Waitzer 7
Vorwort zur Neuauflage 9
Einleitung 10
Mein Einstieg – der Widerspenstigen Zähmung 13
Vorteile regelmäßigen Laufens im aeroben Pulsbereich: 31
„Richtiges Laufen" 36

Wach-Laufen - Erwachendes Laufen 47
Heute laufe ich die Identifizierung meiner Abhängigkeiten ... 51
Heute laufe ich einen Abschluss 53
Heute laufe ich meine Affirmation 55
Heute laufe ich Assoziationsketten 60
Heute laufe ich die Auflösung von Begrenzungen 62
Heute laufe ich die Bestandaufnahme meiner Ängste 65
Heute laufe ich die Befreiung von Hindernissen 67
Heute laufe ich die Befreiung von Selbstmitleid 69
Heute laufe ich meine „Bewerbung an Gott / Göttin" 71
Heute laufe ich Bewunderung für mich selbst 73
Heute laufe ich meine Beziehungen als Spiegel 75
Heute laufe ich den Brief an einen Menschen, der mein
Leben verändert hat 77
Heute laufe ich meine Dankbarkeit 79
Heute laufe ich das Erkennen meiner Energie-Blockaden 82
Heute laufe ich eine Entscheidung 84
Heute laufe ich meine Ent-Schuldigung 88
Heute laufe ich meine Ent-Sorgung 90

Heute laufe ich Erfolg	93
Heute laufe ich meine Fehler	95
Heute laufe ich Freude	97
Heute laufe ich Geld-Reinigung	99
Heute laufe ich die Auflösung eines Glaubenssatzes	102
Heute laufe ich meinen inneren Mann	106
Heute laufe ich meine innere Frau	108
Heute laufe ich meine innere Frau und meinen inneren Mann	110
Heute laufe ich mein Können	112
Heute laufe ich die Bedeutung einer Krise	114
Heute laufe ich mein Lachen	116
Heute laufe ich eine Lebensverbesserung	118
Heute laufe ich liebevolle Gedanken an einen geliebten Menschen	120
Heute laufe ich Loslassen	122
Heute laufe ich mich selbst	125
Heute laufe ich ein Orakel	126
Heute laufe ich den Brief an ein krankes Organ	129
Heute laufe ich meine Vorlieben	131
Heute laufe ich meine Problembewältigung	133
Heute laufe ich mein Rendezvous mit mir selbst	135
Heute laufe ich meine Rettungen	137
Heute laufe ich das, was ich Dir schon lange sagen wollte.	138
Heute laufe ich meine Selbstachtung	140
Heute laufe ich Selbstliebe	142
Heute laufe ich mit meinen Sinnen	145
Heute laufe ich mein Sehen	146

Heute laufe ich mein Hören 149
Heute laufe ich mein Fühlen 151
Heute laufe ich meinen Geruchssinn 154
Heute laufe ich Sonnen-Anbetung 157
Heute laufe ich die Stärken meiner Schwächen 159
Heute laufe ich meine Tagesbilanz 161
Heute laufe ich meine Tagesperspektiven 163
Heute laufe ich „nur mehr ... zu leben" 164
Heute laufe ich meinen Traum 166
Heute laufe ich die Umwandlung aggressiver Energien...... 170
Heute laufe ich Vergebung / Versöhnung 173
Heute laufe ich Vertrauen 177
Heute laufe ich meine Lebensvision 179
Heute laufe ich die Welt als Spiegel 180
Heute laufe ich Wohlstand 182
Heute laufe ich meinen Wünschen entgegen 184
Heute laufe ich Zufriedenheit 187

Laufende Sternzeichen **189**
   Der laufende Widder 191
   Der laufende Stier 192
   Der laufende Zwilling 193
   Der laufende Krebs 194
   Der laufende Löwe 195
   Die laufende Jungfrau 196
   Die laufende Waage 197
   Der laufende Skorpion 198

Der laufende Schütze 199

Der laufende Steinbock 200

Der laufende Wassermann 201

Der laufende Fisch 202

Laufen an den verschiedenen Wochentagen **203**

Montag ist der Mond-Tag 203

Dienstag ist der Mars-Tag 203

Mittwoch ist der Merkur-Tag 204

Donnerstag ist der Jupiter-Tag 204

Freitag ist der Venus-Tag 205

Samstag ist der Saturn-Tag 205

Sonntag ist der Sonnen-Tag 206

Kontakt zur Autorin **208**

Vorwort von Dr. Heribert Waitzer

Es ist für mich eine besondere Freude, dass Michelle Haintz meinen Versuch, den ich vor vielen Jahren gestartet habe, sie zum Laufen zu motivieren, dann doch aufgegriffen hat. Seitdem sie die Sache mit sich ausgemacht hat, zieht sie ihr Bewegungsprogramm, in der für sie typischen konsequenten Weise, täglich durch. Bewegung ist für sie zu einem Teil ihres täglichen Lebens, zu einer Gewohnheit geworden.

Dabei dachte ich seinerzeit, dass ich mit meinen Argumenten nichts ausrichten werde. Ich erinnere mich noch gut, wie sie meine Argumentationslinie, von der ich dachte, dass ich sie damit nun endlich überzeugen kann, nämlich dass regelmäßiges Laufen auch gut für die Gehirnfunktion sei, präzise analytisch pulverisiert hat, indem sie kurz feststellte: „Wenn das wahr ist, müssten alle Fußballer besonders intelligent sein und das deckt sich nicht mit meinen Erfahrungen".

Ich war damals vor ca. 15 Jahren als Quereinsteiger von der klinischen Medizin zur Sportmedizin gekommen und mit großem Sendungsbewusstsein ausgestattet. Ich wollte wissen, wie sehr Bewegung im Alltagsleben und speziell natürlich Training unseren Organismus beeinflussen kann. Diese Zusammenhänge bekommen eine immer größere, gleichsam erdrückende Bedeutung. Meine Generation ist jene, in der der Einzug von Fernseher und Computer in jeden Haushalt unser Bewegungsverhalten so grundlegend verändert hat, dass das Ausmaß unserer körperlichen Aktivitäten erstmalig nicht mehr ausreicht, um eine ausgeglichene Energiebilanz zu erzielen.

Viel zu wenig bekannt ist der Einfluss eines regelmäßigen Trainingsprogramms auf Geist und Psyche. Meiner Erfahrung nach erfühlen Läufer eher zufällig, dass Laufen sehr gut geeignet ist, um sie seelisch zu stabilisieren.

Die positiven Effekte sind mittlerweile durch eine Vielzahl von Studien sehr gut belegt. Ein zentraler Begriff ist dabei das Gefühl der Selbstwirksamkeit, also sein Leben selbst aktiv gestalten zu können.

Im vorliegenden Buch verwendet Michelle das Laufen gleichsam als Vehikel, um ihren enormen Wissensschatz im Bereich Persönlichkeitsbildung zu transportieren und dies alles auf der soliden Basis ihrer Ausbildung als Medizinerin.

Das nennt man return on invest. Die Motivationsarbeit vor Jahren hat sich ausgezahlt – jetzt profitiere ich davon, wenn ich Michelles Laufübungen mache.

Dr. Heribert Waitzer

Facharzt für Innere Medizin und internistische Sportheilkunde

Vorwort zur Neuauflage

Welche große Freude ist es, mein Buch Wach-Laufen zu „reanimieren" und Ihnen, liebe Leserin, lieber Leser wieder anbieten zu können!

Tatsächlich zelebriere ich – wie mein Studienkollege und lieber Freund Dr. Heribert Waitzer in seinem Vorwort geschrieben hat – nach wie vor praktisch täglich mein Bewegungsprogramm.

Begonnen habe ich, wie Sie gleich lesen werden, im „zarten Alter" von 50 nach tapferer Überwindung mächtiger Blockaden, die mir mein innerer Saboteur – alias innerer Schweinehund – in den Weg gelegt hat.

Mittlerweile habe ich den 70er überschritten und gehe nach wie vor täglich laufen oder walken; dazu trainiere ich auf meinem Trampolin und erfreue mich an meinen Hula-Hoop-Reifen.

Und weil ich fest davon überzeugt bin, dass ich nur deshalb so relativ gut (für mein Alter) beisammen bin, weil ich mich regelmäßig und bewusst – körperlich und geistig – bewege, freut es mich, dass dieses Buch eine Neuauflage erlebt und ich wieder den einen oder die andere damit motivieren kann, sich zu BEWEGEN.

Denn genau darum geht es – und zwar nicht nur körperlich, denn das, was ich Ihnen in diesem Buch ans Herz lege, ist die Kombination von äußerer und innerer Bewegung; die für mich einfach genial ist.

Und all das habe ich Dir, lieber Heribert, zu verdanken, denn Du warst es, der mir vor 21 Jahren geholfen hat, meine Selbstsabotage zu überwinden – und wenn mir dies wenigstens bei einigen meiner Leserinnen und Leser gelingt, bin ich dankbar!

Einleitung

Das vorliegende Buch möchte Sie dabei begleiten, Ihr Laufen – und vielleicht sogar Ihr ganzes Leben ☺ – bewusster zu gestalten; und damit erfüllter, reicher und bereichernder.

All das, was ich hier fürs Laufen schreibe, gilt natürlich ebenso auch fürs Walken, Schwimmen, Steppen, Radfahren oder andere Bewegungsarten; sehen Sie es mit daher bitte nach, wenn ich – stellvertretend für andere Bewegungsformen – nur vom Laufen sprechen, um es sprachlich nicht zu kompliziert zu machen.

Mit meinen Empfehlungen kann jeder einzelne Lauftag

- Ihnen neue Erkenntnisse und Einsichten bescheren,
- Sie einen Schritt weiterbringen,
- Ihnen helfen, Probleme und Krisen auf reifere Art zu bewältigen,
- Blockaden auf Ihrem Weg zu erkennen und aufzulösen,
- Sie Ihren Mitmenschen näherbringen und Ihre Beziehungen klären,
- Ihnen dabei helfen, Ihre Wünsche und Ziele zu verwirklichen
- und so Ihre Lebensvision zu finden und zu manifestieren,
- Sie in der Heilung von Körper, Geist und Seele begleiten
- und Sie zu einem glücklicheren und erfüllteren Menschen machen...

Wenn Sie sich in einer der im Folgenden vorgeschlagenen Weisen täglich oder zumindest mehrmals pro Woche

„wach-laufen", indem Sie sich während des Laufens jeweils einem gerade aktuellen Thema widmen, werden Sie immer wacher / erwachter – Ihr Leben LEBEN!

Gustav Meyrink schrieb:

„Wach sein ist alles! Sei wach bei allem, was Du tust! Glaub nicht, dass Du es schon bist. Nein, Du schläfst und träumst. Stell Dich fest hin, raff Dich zusammen und zwing Dich einen einzigen Augenblick nur zu dem körperdurchrieselnden Gefühl `jetzt bin ich wach´ – gelingt es Dir, das zu empfinden, so erkennst Du auch gleich, dass der Zustand, in dem Du Dich soeben noch befunden hast, dagegen wie Betäubung und Schlaftrunkenheit erscheint.

Das ist der erste zögernde Schritt zu einer langen, langen Wanderung vom Knechttum zur Allmacht.

Auf diese Weise geh vorwärts von Aufwachen zu Aufwachen.

Es gibt keinen quälenden Gedanken, den Du damit nicht bannen könntest; er bleibt zurück und kann nicht mehr zu Dir empor; Du reckst Dich über ihn, so wie die Krone des Baumes über die dünnen Äste hinauswächst."

Und ganz in diesem Sinne ist dieses Buch entstanden.

Genau um dieses Erwachen – das Erwachen zu jenem bewussten, verantwortungsvollen und schöpferischen geistigen Wesen, das wir von unserer Anlage her ja sind – geht es mir in meiner Arbeit: in Seminaren, Gruppen und Beratungen sowie in all meinen Büchern.

Laufen ist – richtig betrieben – gesund. Es ist gesund für den Körper ebenso wie für Geist und Seele.

Auf das „richtig" werde ich in einem eigenen Kapitel kurz eingehen – nicht allzu ausführlich, denn es gibt eigene Bücher mit somatischem (auf den Körper bezogenem)

Schwerpunkt über das phasenweise boomende Laufen auf dem Markt, denen ich nicht noch ein weiteres hinzufügen möchte – mein Schwerpunkt liegt woanders.

Dennoch werde ich in einem eigenen Kapitel die wichtigsten Regeln und Tipps aus medizinischer Sicht für gesundes Laufen zusammenfassen – die ehemalige Ärztin in mir lässt sich nicht verleugnen.

Was bisher noch etwas stiefmütterlich behandelt wurde, ist das Thema „Laufen und Geist & Seele" – und dieses wirkt sich natürlich auch auf unserer körperlichen Ebene aus.

Und für genau diesen Begleiter zum bewussten „Wach-Laufen", wie ich es nenne, haben Sie sich entschieden – und das freut mich!

Und natürlich können Sie die hier empfohlenen Übungen auch bei jedem anderen Bewegungs-Programm einsetzen. Oder auch auf der Couch liegend – allerdings fehlt dann die vermehrte Hirndurchblutung und die gute Integration Ihrer beider Gehirnhälften; was ich schade fände.

Wie auch immer Sie sich entscheiden – ich hoffe, dieses Buch bereitet Ihnen Freude, bringt Sie ab und zu auch zum Lachen und bereichert Ihr Laufen sowie Leben um eine weitere Dimension.

Mein Einstieg – der Widerspenstigen Zähmung

Erlauben Sie mir, Ihnen einige meiner Erfahrungen zur Motivation, zur Bestätigung, zur Berichtigung und zum Trost auf den Weg zu Ihrem „Wach-Laufen" mitzugeben!

Ich selbst habe erst spät (im zarten Alter von 50 ☺) mit dem Laufen begonnen und hatte bis dahin große Vorurteile dagegen, die ich auch lautstark verkündete.

Besonders in den Genuss dieser aus heutiger Sicht recht infantilen Opposition kam mein lieber Freund und Studienkollege Dr. Heribert Waitzer, seines Zeichens Internist und Sportmediziner – früher Oberarzt am Sportmedizinischen Institut in Krems und nun mit eigener Praxis in St. Pölten –, der mich auf seine sehr sanfte Art und Weise zum Laufen bewegen wollte; dafür aber nur Häme erntete. Zumindest damals – verzeih, mein Lieber! – heute bin ich unendlich dankbar für seine Nachhaltigkeit.

Ich war der Ansicht, das Laufen würde sämtliche Gelenke im Körper überbeanspruchen und daher auf Dauer klarerweise schädigen.

Ich stellte mir voller Mitleid vor, wie meine armen Menisken bei jedem Schritt, und derer tut man beim Laufen ja bekanntlich viele, einen Schlag bekämen, in meiner Phantasie also in Summe schwer traumatisiert würden.

Ebenso taten mir meine Bandscheiben leid, die durch jeden Aufprall mit dem Körper am Boden weiter ausgepresst würden; was zur Folge haben musste, dass ich im Laufen noch kleiner würde, als ich ohnehin schon war – leider!

Tatsächlich macht die Flüssigkeit ja einen beträchtlichen Anteil am Durchmesser unserer Bandscheiben aus und trägt somit einiges zu unserer Körpergröße bei.

Weiter stellte ich mir vor, wie bei jedem Schritt das Gehirn durchgebeutelt würde – was meiner Meinung nach in einer in Summe beträchtlichen Gehirnerschütterung münden musste.

Alles in allem keine allzu verlockende Perspektive also.

Und so reagierte ich eher heftig, als mein lieber Freund Heribert zarte Versuche machte, mich (nicht zuletzt ob meiner schlechten Blutfettwerte) zum Laufen zu bringen.

Auf meine Frage, wie ich seiner Ansicht nach meine Triglyceride und mein „böses" Cholesterin senken konnte, meinte er nur lakonisch: *„Move your body!"*.

Ich hatte beide Werte ziemlich erhöht, obwohl ich mich meiner Ansicht nach nicht besonders ungesund ernährte.

Es mag da wohl eine gewisse familiäre Prädisposition geben; aber heute muss ich reumütig eingestehen, dass meine Bewegungsunlust einen guten Teil dazu beigetragen haben dürfte.

Damals wollte ich davon allerdings noch nichts wissen.

Eines Tages brachte er mir dann zwei Audio-Kassetten und meinte, ich solle sie mir anhören und ihm berichten, wie sie mir gefallen hätten.

Da ich – abgesehen von seinem „Lauf-Fanatismus", der mir damals noch als Marotte erschien – große Stücke auf seine Kompetenz hielt, hörte ich mir die Hörbücher des Dr. Ulrich Strunz an und war hin und her gerissen:

Einerseits gab es darin doch einiges Interessantes und durchaus Überzeugendes; andererseits lag mir die Art der Präsentation so gar nicht – ich fand sie sehr aggressiv und geradezu abstoßend; eine Reaktion, die ich auch von anderer Seite schon gehört habe.

Außerdem gab es da Fakten, die er erwähnte, die meines Wissens falsch waren; und in diese verbohrte ich mich wie ein trotziges kleines Kind.

Mittlerweile musste ich einsehen, dass mein damaliger Informationsstand vielleicht nicht mehr ganz aktuell war, und der gute Dr. Strunz doch Recht hatte – verzeihen Sie, Herr Kollege, ich habe Ihnen Unrecht getan!

Nun, geschätzte Leserinnen und Leser, Sie wissen wahrscheinlich so gut wie ich, dass gerade dort, wo wir so vehement, so extrem und wie von der sprichwörtlichen Tarantel gestochen, reagieren, eines unserer Hauptthemen liegt; das wir uns ansehen und bearbeiten sollten – und das wurde mir auch recht bald klar.

Dennoch sollte es noch ein Weilchen dauern, ehe ich diese Einsicht umsetzen konnte.

So schienen mich damals diese Kassetten noch darin zu bestärken, dass das Laufen für mich nichts sein – es muss ja nicht jeder müssen…

Und wie zur Bestätigung (im Sinne des Resonanz-Phänomens!) erfuhr ich dann noch in einem Seminar ganz anderen Inhalts, dass ich mit meinen langen Beinen eher zum Sitzen prädestiniert wäre als zum Auf-den-Beinen-Sein, und das überzeugte mich dann vollständig: Laufen ist nichts für mich!

Mittlerweile habe ich auch in diesem Zusammenhang erkannt, dass wir zwar gewisse Prädispositionen haben, sie aber natürlich nicht zwingend sind; denn letztlich entscheidend ist unsere Wahl.

Tatsache ist, dass ich nicht gern lang stehe, aber beim Laufen ist mir bisher trotz langer Beine noch kein Stein aus der Krone gefallen.

Kurz darauf kam meine gerade maturierende Tochter mit dem Vorhaben heim, nun gemeinsam mit ihrer Freundin mit dem Laufen zu beginnen – sie, die sich vor nicht allzu langer Zeit vom Hausarzt eine Bestätigung geholt hatte, damit sie vom Turnen befreit würde.

Langsam fühlte ich mich umzingelt... aber immer noch lächelte ich überlegen und gefiel mir in meinem „ich nicht!".

Aber wir wissen alle: „Sag niemals nie!"

Das Schlüsselerlebnis, das mir dann letztlich doch den entscheidenden Anstoß zum Laufen gab, war, als ich eines Tages zu Fuß in mein Atelier im 6. Stock hinaufstieg (offenbar war der Aufzug gerade wieder einmal gestört) und in wahrlich elendem Zustand oben ankam:

Meine Schenkel brannten wie Feuer, und auch in meiner Brust brannte es verdächtig, mein Herz raste beängstigend und spielte in Extrasystolen, ich japste panisch nach Luft, war kreidebleich im Gesicht und meine Nase war plötzlich ganz spitz...

Da beschloss ich: so kann es ja wohl nicht weitergehen!

Zwei Wochen nachdem meine Tochter mir mit gutem Beispiel voran gegangen war, beschloss ich also, es doch auch einmal mit dem Laufen zu versuchen.

Immerhin bin ich der Ansicht, wir sollten erst dann Dinge be- und geschweige denn verurteilen, wenn uns dies aus eigener Erfahrung möglich ist!

Genauso war ich vor über 40 Jahren zur Astrologie gekommen: ich wollte nachlesen, „wie dieser Unfug denn funktionieren sollte", um stichhaltige Gegenargumente zu gewinnen. Allerdings musste ich damals sehr rasch einsehen, dass ich mit dem Begriff „Unfug" Unrecht hatte.

Seither komme ich von dieser Wissenschaft nicht mehr los, denn sie wurde eines meiner „liebsten Kinder". Und ähnlich kam ich dann letztlich doch auch zum Laufen...

Wenn ich Ihnen hier in Kürze meinen Laufbeginn schildere, dann in der Hoffnung, Sie zu bestätigen, indem ich Ihnen Erfahrungen schildere, die Sie vielleicht auch machen werden oder gemacht haben – manches mag Ihnen bekannt vorkommen. Aber auch um Sie zu trösten und zu motivieren, wenn Sie „Durchhänger" haben.

Geben Sie dem Laufen (oder einer anderen Bewegungsform) vielleicht doch eine weitere Chance!

Und vor allem: hören Sie in erster Linie auf Ihren eigenen Körper!

In den Büchern übers Laufen, die ich kenne, werden all die Schwierigkeiten, die es besonders anfangs beim Laufen geben kann, nicht wirklich geschildert; und so kommt man sich oft als Außenseiter vor, wenn nicht alles so bilderbuchmäßig klappt. Ich halte es lieber mit Ehrlichkeit, weil ich auch selbst gern weiß, was mich erwartet.

Meine Erfahrung ist, dass das Laufen nicht nur unseren Körper in Bewegung bringt, sondern unser gesamtes Körper-Geist-Seelen-Gefüge. Und ich finde es eminent wichtig, auf all die Blockaden, die uns unsere Reaktionen während des Laufens aufzeigen, zu reagieren und die Gelegenheit zu nützen, sie abzubauen. Diese Chance sollten wir uns wirklich nicht entgehen lassen!

Das kann ein plötzlicher Stein im Schuh sein oder ein Stolpern und Verknacksen; das kann sich als Seitenstechen manifestieren oder als plötzliche Funktionsstörung der Pulsuhr – all das hat seine Bedeutung und passiert in meinen Augen nicht „einfach so".

Weil das Laufen eine so existentielle Erfahrung ist, denke ich, dass verschiedene Menschen die unterschiedlichsten Erfahrungen damit machen; es aber dennoch Ähnlichkeiten, Parallelen und eine gewisse Verwandtschaft geben wird.

Auf diese werde ich in einem späteren Kapitel mit einem kleinen Schmunzeln unter dem Titel „Laufende Sternzeichen" näher eingehen.

Meiner Tochter (unterstützt durch meine katastrophale Kondition) war es also gelungen, mich doch noch zum Laufen zu bringen, und so ließ ich es mir nicht nehmen, trotzig kundzutun:

„Wenn ich jetzt doch mit dem Laufen beginne, dann nicht wegen des Dr. Strunz, sondern trotzdem!"

Schließlich konnte ich es nicht auf mir sitzen lassen, dass auch ich seinem missionarischen Eifer unterlegen war – vor allem nicht, da ich selbst zuweilen diese Neigung an den Tag lege.

Immerhin hatte mein lieber Freund Heribert, als er mir damals die Kassetten brachte, kundgetan, dass alle, denen er sie bisher zukommen hatte lassen, mit dem Laufen begonnen hätten – und ich hätte mich halt so gern als Ausnahme, als etwas Besonderes gesehen.

So alt können wir gar nicht werden, dass uns nicht immer noch derart infantile Reaktionen passieren.

Heute weiß ich, dass es letztlich nicht nur meine Tochter und meine elende Kondition waren, die mich überzeugt haben, sondern die sehr sanfte Überzeugungskraft meines Freundes und die etwas weniger sanfte Überzeugungskraft des Dr. Strunz.

Denn, wiewohl ich mir damals schwer getan hätte, das zuzugeben, er hat schon etwas Überzeugendes.

Außerdem hat er Recht: Laufen verändert unser Leben...

Immerhin wollte ich, da ich ja nicht mehr jung war, alles möglichst richtig machen; und so beschloss ich zuerst einmal, mir richtige Laufschuhe zu kaufen – denn dies wurde ja von allen Seiten als eminent wichtig betont.

Und da ich meine Beurteilung der Lage bezüglich meiner Gelenke immer noch im Hinterkopf hatte, hoffte ich, dass sich meine Überzeugung (Laufen sei in höchstem Masse schädlich für meine Gelenke) nicht bewahrheiten würde – zumindest dann nicht, wenn ich mich mit dem entsprechenden Schuhwerk auf den Weg machen würde.

Unsere Glaubenssätze haben ja oft die Tendenz, sich zu verwirklichen; auch wenn sie an sich falsch sind.

Und obwohl ich die Schuhe, die ich erstanden hatte, entsetzlich hässlich fand – ich frage mich heute noch, warum Laufschuhe so hässlich sein müssen –, und daher aufgrund meines verletzten ästhetischen Empfindens in höchstem Masse voreingenommen war, muss ich zugeben, dass ich mich beim ersten Einstieg darin pudelwohl fühlte.

Obwohl diese Schuhe unförmig und gewaltig aussahen, waren sie erstaunlich leicht, und vermittelten wirklich ein wohltuendes Gefühl von Heimkommen und Gemütlichkeit.

Offenbar war es mir gelungen, zumindest dieses Vorurteil zu überwinden…

Dann ging ich es an: meine allererste Lauferfahrung an einem schönen sonnigen Morgen war sehr ermutigend und viel positiver als ich es ob meiner schweren Abwehr gegen diese Tätigkeit erwartet hatte.

Es gelangen mir zwar nur jeweils Laufzeiten von einer dreiviertel Minute – das war eine Etappe, die ich gerade noch angenehm fand – mit eineinviertel Minuten flotten Gehzeiten dazwischen; und dies für insgesamt eine halbe Stunde. Aber ich fühlte mich sehr wohl dabei und konnte die Anstrengung, die es mich kostete, sogar tatsächlich genießen.

Als ich nach diesem ersten Laufen heimkam und meine bereits seit vierzehn Tagen laufende Tochter mich fragte, wie es gewesen sei, war ich voll der Begeisterung und wohl auch etwas übermütig der Ansicht: „Ich hab´s!"...

Am übernächsten Tag (weil ich anfangs brav der Anweisung meines Sportmediziners folgte, nur jeden zweiten Tag zu laufen, damit der Körper Zeit zur Regeneration hat – Dr. Strunz ist da anderer Ansicht, aber so gibt es immer verschiedene Theorien!) wurde ich dann eines Besseren belehrt:

Meine dreiviertel Minute schaffte ich nur mit Mühe, meine Beine waren wie aus Blei – obwohl ich interessanterweise keinen Muskelkater hatte –, mein Allerwertester wog scheinbar eine Tonne, mein Herz raste, und ich bekam keine Luft.

Erschöpft und leicht verzweifelt fragte ich mich, wo denn das Wohlgefühl meines ersten Lauftages geblieben war.

Hatte ich etwas falsch gemacht?

Wenn ja, was?

Es hatte doch überall geheißen, man solle bei jedem Mal etwas steigern – aber wie, wenn der „alte Kadaver" nicht mitspielt???

Dennoch gab ich – meiner manchmal sturen Persönlichkeit („konsequent" könnte man es auch nennen) entsprechend – nicht auf. Nach einem Tag Pause versuchte ich es abermals, und nun ging es mir wieder besser.

Also fragte ich mich, ob es normal sei, dass jeweils an den ungeraden Tagen die Kondition und damit die Befindlichkeit besser ist als an den geraden...

Was ich absolut nicht verstand, war meine sehr schlechte Kondition trotz des jahrelangen regelmäßigen fast täglichen Trainierens auf dem Hometrainer, auf meinem Ministepper und dem Minitrampolin, mit dem Hula-Hoop-Reifen und den beiden Bauchtrainern – bei mir sah es fast aus wie in einem Fitness-Center. Und auch ein solches hatte ich für fast ein Jahr regelmäßig besucht.

Außerdem liebte ich mein Tele-Gym-Programm, das ich mir auf Video-Kassetten aufgenommen hatte und immer wieder durchmachte. Es war gut aufgebaut und machte mir wirklich Spaß. Vor allem, da es für mich den großen Vorteil hatte, nicht allein trainieren zu müssen; dennoch aber nicht den Schweiß der anderen in der Nase zu haben.

Also meinte ich, ohnehin schon viel für meine Kondition getan zu haben.

Da erinnerte ich mich an Heriberts seltsames Lächeln, wenn ich ihm auf seine Anregung, ich sollte mit dem Laufen beginnen, versicherte, ich täte ohnehin genug: täglich fast eine Stunde Training (währenddessen sah ich mir jeweils die Nachrichten an) bei offenem Fenster – dies als Gegenargument auf seinen Hinweis, das Laufen sei unter anderem deshalb so gesund, weil es im Freien und in guter Luft stattfindet.

Nun begann ich zu verstehen, dass diese Hometrainer-Spielereien – für die ich fast täglich eine Stunde investiert hatte, obwohl ich dann argumentierte, ich könne mir das Laufen schon aus zeitlichen Erwägungen nicht leisten – letztlich für die Katz waren. Zumindest bei mir.

Und das sah ich angesichts der Mühe meiner ersten Lauftage ein: Kondition hatte ich mir mit meinem „hausgemachten Training" keine erworben; aber genau darum war es mir eigentlich gegangen.

Wiewohl ich mich schon frage, wie es mir damals ergangen wäre, wenn ich all das nicht bereits als Vorbereitung gehabt hätte...

So stellte ich mich also gefügig auf eine längere Aufbauphase ein, in der ich viel Geduld brauchen würde – etwas, das nicht unbedingt zu meinem angeborenen Repertoire gehört, denn Ungeduld ist eine meiner ganz großen Stärken.

Mittlerweile hatte ich auch „meinen Sportmediziner" von meiner neuen Errungenschaft informiert, und er hatte erwartungsgemäß sehr positiv reagiert, war wirklich stolz auf mich und lächelte weise... war es ihm also letztlich doch gelungen.

Nach kurzer Zeit des nur jeden zweiten Tag Laufens war es mir dann zu dumm; und ich begann täglich zu laufen.

Ich beschloss, dass mein Körper keinen Tag der Regeneration brauchte, er sollte sich mit den 23 Stunden zwischen meinem täglichen Laufen begnügen.

War ich schon süchtig?

Ich konnte mir das kaum vorstellen, denn es hieß überall, dass die Endorphin-Ausschüttung erst nach längerem Trainieren – und dann auch erst nach der ersten halben Stunde – einsetzte.

Was war es, was mich den ganzen Tag auf das Laufen freuen und mich frühmorgens leichter aufstehen ließ, in Erwartung dieser Anstrengung, die es zu diesem Zeitpunkt unweigerlich noch war?

Ich weiß nicht, ob es mit meiner Körperchemie zu tun hatte, glaube aber, dass die Motivation, diese neue Errungenschaft – mit all dem, was mir damit in Aussicht gestellt war an verbesserter Hirnleistung, Gesundheit, Lebensfreude, Zeitgewinn, Schlankheit... – in mein Leben aufzunehmen, mich letztlich so anturnte; denn anders kann ich dieses „High" nicht ausdrücken.

Höchst beglückend fand ich es auch, nicht nur meine Vorurteile, sondern auch meinen inneren Schweinehund überwunden zu haben.

Wenn Dr. Strunz meint, man solle sich die Laufschuhe neben das Bett stellen und noch vor dem Zähneputzen „hineinfallen" und laufen zu gehen, ohne überhaupt nachzudenken – um sich keine Chance für Ausflüchte zu lassen –, dann frage ich mich, ob das sinnvoll ist.

Und ob jemand, der eine solche Abwehr gegen das Laufen hat, diese Blockade nicht besser abbauen sollte, als sich selbst derart zu überrumpeln.

All diese Blockaden, die wir im Zusammenhang mit dem Laufen (aber im Grunde in allen Belangen) haben, haben meiner Ansicht nach einen sehr wesentlichen Informationswert; und dessen sollten wir uns nicht berauben, indem wir uns bloß überlisten, überrumpeln, austricksen.

Mittlerweile lief ich schon eine ganze Minute zwischen den ein-minütigen Gehzeiten, dann sogar schon zwei – und fühlte mich recht wohl dabei. Dennoch war da etwas Merkwürdiges, was mich zurückzuhalten schien, wie ein Klotz am Bein, wie ein viel zu schwerer Rucksack...

Und – weil ja während des Laufens unsere Gedanken aufgrund der besseren Hirndurchblutung klarer werden – plötzlich wurde mir klar, dass mir diese Abneigung gegen den großen Lauf-Guru wohl nicht gut tat.

Und da sie sehr eng mit meinem Laufen zusammenhing, wirkte sie sich auch in erster Linie in diesem Lebensbereich aus.

Es hatten mich nicht nur die Kassetten ich ihrer meinem Gefühl nach einhämmernden Dogmatik eher abgestoßen, sondern es war noch hinzugekommen, dass mein Lebenspartner mir Herrn Strunz als großes Vorbild in Sachen Erfolg vor Augen gehalten hatte.

So nach dem Motto: ich sollte mir ruhig etwas von ihm abschauen, denn er würde sich bei weitem besser „verkaufen" als ich... ganz klar, dass mich diese Spiegelungen von außen verrückt machten.

Denn natürlich hatte ich diese ganze Geschichte hinaus projiziert und sie mir über den Umweg meines Gefährten „geholt", daher hatte sie mich auch so sehr getroffen.

Nun wurde mir all das klar und so beschloss ich, Frieden zu schließen mit diesem Mann.

Dazu öffnete ich mein Herz-Chakra weit und hüllte ihn während des Laufens in Licht und Liebe ein... erlaubte mir, ihn einfach zu mögen... schließlich war er mir gar nicht so unähnlich in seiner fast Besessenheit und seinem Drang, etwas, das er als gut und richtig erkannt hat, auch unbedingt mit anderen teilen zu wollen.

Er zeigte mir dies zwar etwas überzeichnet, aber so ist das eben bei den Spiegelungen, die wir hinausprojizieren: sie kommen immer als Karikatur auf uns zu – sonst würden wir sie wohl nicht erkennen.

Und siehe da, auf einmal ging das Laufen leichter. Natürlich passierte nicht das Wunder, dass ich plötzlich eine halbe Stunde durchlaufen konnte – das wäre schließlich mit meinem alteingesessenen Glaubenssatz „es braucht alles seine Zeit" nicht vereinbar gewesen.

Aber ich lief merklich leichter und konnte bald auf drei Minuten steigern – und ich war selig.

Erstens, weil es mir offenbar gelungen war, mit meinem großen „Feindbild" Frieden zu schließen; und zweitens, weil ich nun merklich Fortschritte beim Laufen machte...

Und dann kam der große Einbruch.

Die nächste mentale Blockade meldete sich zu Wort, und diesmal viel massiver: ich bekam Hüftschmerzen.

Was mochte das bedeuten?

Hatte ich mich mit meinem Glauben, Laufen würde die Gelenke schädigen, selbst überzeugt?

Bestrafte ich mich mit diesen Hüftschmerzen für etwas?

Wofür?

Oder war mein Hüftgelenk bereits vorher kaputt, und wurde dieser Schaden erst durch das Laufen offenbar?

Und was hatte all das mit meiner Mutter (die eben eine Hüftoperation hinter sich gebracht hatte – auch an der linken Hüfte!) zu tun?

Ich wusste auch gar nicht, ob die Schmerzen wirklich von meinem Hüftgelenk selbst ausgingen. Aber sie waren perfid, anders kann ich sie nicht beschreiben: bittersauer, grünlichgelb, penetrant und wirklich perfid. In manchen Momenten zogen sie sich bis ins Hirn. Und sie machten mir Angst.

Manchmal waren sie nur mit Bewegung assoziiert, dann aber wieder auch in Ruhe da. Ich überlegte, was es in dieser Gegend für anatomische Strukturen gab, die diese Schmerzen verursachen konnten... und natürlich war zu dieser Zeit mein sportmedizinisch gebildeter Freund nicht greifbar, weil er seinen wohlverdienten Urlaub machte – so ist das ja immer.

In diesen Tagen bin ich wirklich durch die Hölle gegangen: ich hatte Panik, nun demnächst ein neues Hüftgelenk bekommen zu müssen – was ich in diesem Alter nicht so toll fand, denn die heutigen Hüftgelenke halten im Schnitt so 10-15 Jahre... und vor allem war ich zu Tode betrübt, dass ich nun nicht mehr laufen würde können – niedergeschlagen...

Und ich erinnerte mich, dass ich kurz zuvor bei einer Orakel-Befragung die „Niedergeschlagenheit" gezogen hatte und in diesem Augenblick nicht viel damit anfangen konnte; denn es ging mir ja gerade soooo gut mit meiner neuen Errungenschaft.

Nun begriff ich, dass sich mit dem Ziehen gerade dieser Karte eine Vorahnung gemeldet hatte.

Was sollte jetzt mit all dem Laufgewand geschehen, das ich mir für alle Wetterlagen angeschafft hatte?

Was mit den abgrundhässlichen aber so herrlich bequemen Schuhen?

Wozu sollte die Pulsuhr dienen, die ich bekommen hatte, wenn ich nicht mehr laufen würde können?

In meiner überhitzten Phantasie sah ich mich sogar schon im Rollstuhl – ich neige zuweilen zu Dramatik, aber man könnte diese Perspektiven auch auf meinen eingefleischten Zweckpessimismus zurückführen, der sich glücklicherweise wieder einmal ganz gut bewährt hat.

Meine Analysen ergaben, dass das Hüftgelenk ja von seiner Signatur her für Fortschritt steht, für ein freies Ausschreiten, für Weiterentwicklung und damit letztlich auch Erfolg.

Laufen ist ja eine raschere Fortbewegung als Gehen, das heißt, es bringt uns rascher ans Ziel... und die linke Seite ist die emotionale, ich hatte also offensichtlich eine Blockade in meinem Bestreben, mich emotional weiterzuentwickeln.

Und die linke Seite ist auch die mütterliche, das heißt, mein Thema hatte natürlich auch mit meiner komplizierten Mutterbeziehung zu tun.

Da es hier also offensichtlich eine schwere Blockade gab, tat Lösung Not, und genau diese wartete gerade auf mich.

Kurz zuvor war ich „Three in one concepts" begegnet, einer in meinen Augen phantastische Weiterentwicklung der Kinesiologie, bei der in sogenannten Balancen (so heißen die Therapiestunden) der sogenannte Facilitator (so nennt sich der Therapeut/die Therapeutin) den Klienten bei der Lösung von Blockaden begleitet und sie ihm erleichtert (wie der Name treffend sagt). Dabei bleibt die Verantwortung immer beim Hilfesuchenden selbst – er hat die Wahl, das, was er während der Balance erkennt, in seinem Leben auch umzusetzen.

Und ich hatte „zufällig" für einen der nächsten Tage einen Termin für meine nächste Balance, bei der ich mein recht komplexes „Laufen geht nicht mehr, weil mir meine linke Hüfte wehtut Thema" bearbeiten konnte. Mit Erfolg!

Nachdem diese Blockade aufgelöst war, verschwanden erwartungsgemäß auch die Hüftbeschwerden innerhalb der nächsten Tage; und ich konnte – nach etwas mehr als einer Woche trauriger Karenz – mein Laufen dankbar wiederaufnehmen.

Ich tat dies erst sehr vorsichtig, weil ich dem Frieden noch nicht ganz traute; aber nach einigen Tagen Eins-zu-eins-Laufen (jeweils abwechselnd eine Minute laufen und eine Minute flott gehen), bei dem es mir wieder sehr gut ging und ich keinerlei Hüftbeschwerden mehr hatte, begann ich langsam wieder meine Laufeinheiten zu steigern.

Dennoch blieb ich noch eine ganze Weile bei meinem Intervalltraining; obwohl viele Menschen auf meine Erwähnung, ich hätte mit dem Laufen begonnen, erzählten, sie hätten auch vor kurzem damit begonnen, und zwar mit 20-30 Minuten Dauerlauf auch ganz zu Beginn ihres Trainings.

Ja, das ist dieses merkwürdige Resonanzphänomen: man beginnt mit dem Laufen, und scheinbar tun es alle anderen auch, völlig unabhängig voneinander... das kommt von der selektiven Wahrnehmung.

Nur erschien mir der Einstieg bei anderen offensichtlich anders, leichter...

Durch meine Hüftgeschichte vorsichtiger geworden, entschied ich mich also – unabhängig von den Erfahrungen anderer –, zumindest die nächste Zeit bei meinem Intervall-Laufen zu bleiben, es war mir einfach angenehmer.

Und dann begann auch diese Resonanz zu wirken: auf einmal gab es da und dort außer mir auch noch andere, die nicht durchliefen, sondern sich Gehpausen dazwischen gönnten – die Intervall-Läufer, wie ich uns bezeichnete.

Allerdings steigerte ich langsam meine Laufzeiten: anfangs lief ich zur Aufwärmung drei Mal eins zu eins, dann drei Mal zwei zu eins und letztlich vier Mal drei zu eins.

Ich war also eine halbe Stunde unterwegs, 21 Minuten davonlaufend, bei einem durchschnittlichen Puls von 130-140, der bei der sportmedizinischen Untersuchung, der ich mich gewissenhaft unterzogen hatte, als mein idealer Puls für den aeroben Bereich herausgefunden worden war.

Jenem Bereich, in dem die Fettverbrennung am besten funktioniert; denn natürlich hatte ich auch vor, durch das Laufen da und dort in den Genuss einiger figürlichen Korrekturen zu kommen.

Dann steigerte ich jeweils die letzte Laufetappe: zuerst auf sieben Minuten, dann auf elf, weiters auf sechzehn, auf zwanzig und dann auf dreißig – damit hatte ich „meine Schallmauer" durchbrochen.

Allerdings begann ich auch weiterhin mein tägliches Laufen mit dem Intervalltraining zur Aufwärmung, denn der

Laufbeginn gestaltete sich immer noch etwas mühsam – so als müsste ich erst einmal so richtig in Gang kommen.

Aber ich konnte das geduldig (siehe da!) annehmen und war überglücklich, dann doch zu meinen dreißig Minuten Dauerlauf zu kommen.

Es war jeden Tag von Neuem erstaunlich, wie sich diese Anlaufschwierigkeiten nach und nach in Wohlgefallen auflösten... sicher auch ein Thema, das noch zu bearbeiten sein würde!

Wichtig war es mir auch – und ich hielt mich mit eiserner Disziplin daran – sowohl vor dem Laufen als auch danach, einige Dehnübungen (das sogenannte Stretching) durchzuführen. Mit der richtigen Einstellung sind diese durchaus lustvoll.

Zusammen mit Hin- und Heimweg war ich also nun täglich – meist morgens – eine Stunde lang unterwegs, und interessanter Weise ging mir diese Zeit gar nicht ab; was ich nie für möglich gehalten hatte, wenn andere ähnliches berichteten.

Nun, vielleicht gelingt es Menschen, die vernünftig laufen, wirklich, sich ihre Zeit besser einzuteilen, wie Spezialisten behaupten?

Ich hatte mich jedenfalls dazu durchgerungen, mich nicht mehr von den Berichten und Ratschlägen anderer abhängig zu machen, sondern beschloss einzig auf meinen Körper zu hören und mein Laufen nur entsprechend seiner Rückmeldungen zu gestalten.

Und es gab Tage, an denen ich nicht so gut drauf war und mich für kürzere Laufetappen oder für langsameres Traben entschied; dann wieder hatte ich das Gefühl, ich könnte fliegen... die Pulsuhr gab mir da gutes Feedback.

Und langsam, ganz langsam, wandelten sich mein Walross-Wurzeln mehr in Richtung Gazelle, von der ich natürlich noch weit entfernt war.

Aber ich würde sagen, die Richtung stimmte. Denn es passierte mir immer seltener, dass meine Füße gegen Ende des Lauftrainings – wenn schon Müdigkeit aufkam – am Boden schleiften und den Kies aufwirbelten; weil ich offenbar leichtfüßiger wurde und nicht mehr so am Boden klebte.

Und die Freude aufs und am Laufen blieb konstant.

Wenn ich morgens etwas niedergedrückt war, weil das Wetter grau war und es vielleicht sogar regnete, oder ich sonstige Sorgen oder Kummer hatte, dann richtete mich das Laufen verlässlich auf...

Damit kommen wir zu den vielfältigen Wirkungen dieses Bewegungsrituals, wenn – und das kann ich nicht oft genug betonen – es richtig durchgeführt wird!

Vorteile regelmäßigen Laufens im aeroben Pulsbereich:

- die Herz-Kreislauf-Leistung wird effizienter, das Herz muss sich also sowohl bei körperlicher Anstrengung als auch in Ruhe weniger anstrengen – der Puls sinkt bei regelmäßigem Training nach und nach, sowohl bei Leistung als auch in Ruhe – und es wird daher nicht so rasch abgenützt, was wohl die Lebenszeit verlängern dürfte,
- die Lungenkapazität wird erhöht und dadurch das Atmen erleichtert,
- die Atemfrequenz wird gesenkt, was wiederum einen schonenden Effekt auf die Atemorgane hat,
- die Sauerstoffversorgung aller Gewebe und Organe im Körper wird verbessert und damit ihre Funktion erleichtert – vor allem unsere Gehirnrinde (also unser Homo Sapiens Gehirn) nascht besonders gern Sauerstoff,
- bestehende Blutgefäße vergrößern sich, und neue Kapillargefäße werden gebildet, was wiederum die Blutzirkulation verbessert. Dadurch verbessert sich die Durchblutung und damit sowohl die Sauerstoffversorgung,
- als auch die Entschlackung der Organe und Gewebe, also der Abtransport von Stoffwechselendprodukten,
- was noch durch die Anregung des Lymphstromes durch die regelmäßig aktivierte Muskelpumpe unterstützt wird,
- die vermehrte Durchblutung des Gehirns verbessert die Denkfähigkeit – der Kopf wird spürbar „klarer" –, sowie die Merk-, Konzentrations- und Lernfähigkeit,

aber auch die Integration beider Gehirnhälften und somit die Kreativität,

- die verbesserte Durchblutung und die regelmäßige Laufmassage der Verdauungsorgane regulieren die Verdauung auf natürliche und wohltuende Weise,
- die Blutgerinnungszeit wird erhöht, damit sinkt das Risiko für Blutgerinnsel (in Form von Thrombosen und Embolien) und als Folge davon die Gefahr von Herzinfarkt und Schlaganfall,
- der Harnsäurespiegel sinkt, daher besteht eine geringere Gefahr für Gicht und Nierensteine,
- bei regelmäßigem Laufen werden die im Körper zirkulierenden Stresshormone rascher abgebaut,
- dadurch wird die Resistenz gegen Infekte und bösartige Tumoren verbessert, was zu einer besseren Gesundheit und – im Falle von doch eintretenden Krankheiten – zu einer rascheren Erholung führt, und so auf Dauer lebensverlängernd wirkt,
- der Blutdruck wird sowohl bei Hochdruckpatienten als auch bei Menschen mit zu niedrigem Blutdruck reguliert – bei ersteren sinkt der Blutdruck und stabilisiert sich auf einem gesunden Niveau; bei der zweiten Gruppe erhöht er sich auf ein gesundes und angenehmes Maß,
- dabei werden stressbedingte Spannungen und Ängste abgebaut und wir gewinnen eine ganz neue, wohltuend zentrierte und spannungsfreiere Lebenseinstellung,
- die beim Laufen im Gehirn freigesetzten Endorphine wirken beglückend bis antidepressiv und schmerzlindernd,

- der Schlaf wird besser, zugleich sinkt das Schlafbedürfnis, so kommen wir letztlich mit weniger Schlaf aus,
- nach dem Laufen im aeroben Bereich ist der Appetit geringer und eher gesünderer Nahrung zugeneigt,
- regelmäßig laufende Diabetiker brauchen zumeist weniger Insulin,
- die Knochendichte wird verbessert und damit der Gefahr von Osteoporose vorgebeugt – was besonders bei den schon etwas älteren „Mädchen" lebensrettend sein kann, denn Schenkelhalsbrüche sind auch heute noch keine Kleinigkeit,
- das Sexualleben verbessert sich – einerseits durch den rascheren Abbau der Stresshormone, die ja chronisch zu Impotenz und Frigidität führen; andererseits wohl durch die verbesserte Durchblutung der Sexualorgane, und wohl auch durch die vermehrt zirkulierenden Endorphine – jedenfalls aber durch die generell entspanntere Lebenseinstellung,
- da auch die Haut besser durchblutet und somit mit reichlich Sauerstoff versorgt wird, und wohl auch durch den vermehrten Genuss frischer Luft, verbessert sich ihre Qualität – sie wird straffer, reiner und wirkt jugendlicher,
- auch die Sehfähigkeit verbessert sich nach einiger Zeit regelmäßigen Laufens. Ich fand das erstaunlich, als es mir erstmals auffiel, denn die Altersweitsichtigkeit ist ja laut Schulmedizin auf eine organische Veränderung des Augapfels zurückzuführen. Auch dies erklärt sich wohl einerseits durch die verbesserte Durchblutung, andererseits durch zunehmende Entspanntheit auch im Bereich des Sehapparates,

- Fettgewebe wird durch Muskelgewebe ersetzt – das führt zu figürlichen Korrekturen und damit einher gehender steigender Zufriedenheit mit sich selbst und wachsendem Selbstwertgefühl,
- zugleich stehen dadurch aber auch vermehrt Fett verbrennende Enzyme zur Verfügung, die es in Zukunft gar nicht erst zum Aufbau von unerwünschtem Fettgewebe kommen lassen,
- noch ein Phänomen möchte ich Ihnen nicht vorenthalten – wer bereits einmal gefastet hat, kennt es wahrscheinlich: der Harn (die erste, oft auch die zweite Portion) nach dem Laufen riecht sehr intensiv und oft ganz fremd, zuweilen stinkt er beträchtlich. Was nichts anderes bedeutet, als dass gerade einiges an Schlacken ausgeschieden wurde. Vielleicht durch die verbesserte Durchblutung und damit Anregung der Nieren? Oder durch die Anregung des Lymphflusses durch die im Laufen verstärkt wirkende Muskelpumpe? Oder durch eine Kombination aus beidem?

***

All diese Wirkungen stellen sich natürlich nur ein, wenn wir wirklich dazu bereit sind, uns ihrer als wert erachten; und sie fallen uns nur – beziehungsweise vor allem dann – auf, wenn wir aufmerksam in unseren Körper hineinhorchen.

Und das ist etwas, wozu ich Sie, geschätzte Leser und Leserinnen, sehr herzlich einladen möchte.

Unser Körper als Sprachrohr der Seele spricht ja ständig mit uns. Und wenn wir lernen, rechtzeitig auf diese Botschaften zu hören und unser Leben entsprechend auszurichten, gelingt es uns meist, uns deftigere Zurecht-

Weisungen wie Krankheiten oder Unfälle zu ersparen; weil wir ihrer Notwendigkeit vorbeugen.

Ich genoss es jedenfalls zu spüren, wie mein Körper begann, sich umzustrukturieren – es fühlte sich an wie „Wachstumsschmerzen", aber nicht unangenehm.

Besonders in der Hüftregion und in den Beinen, letztlich aber im ganzen Körper konnte ich diese regen Umbaumechanismen wahrnehmen – sowohl in der Muskulatur und in Sehnen und Bändern als auch in meinem Knochengerüst.

Wir wissen, dass das Knochengewebe ein sehr reges und flexibles ist, das sich in seiner Struktur ständig den veränderten statischen Anforderungen anpasst – und diese Anpassungsmechanismen konnte ich wohlig wahrnehmen.

Und weil ich sehr wach darauf achtete, was mein Körper sich von mir wünschte, schickte ich immer wieder dankbar positive Energien dorthin, wo gerade die regesten Umbauprozesse abliefen.

Ja, ich war meinem Körper wirklich dankbar, dass er dieses neue Spiel so bereitwillig mit mir spielte; denn abgesehen von meiner Hüftgeschichte bald nach meinem Laufbeginn und der erst langsam aufgebauten Kondition hatte ich kaum je Schwierigkeiten.

Vielleicht lässt sich das darauf zurückführen, dass ich wirklich sehr aufmerksam auf die Botschaften meines nicht mehr ganz so jungen „Vehikels" achtete und natürlich auch möglichst darauf einging.

„Richtiges Laufen"

Dieses Kapitel kann und soll nicht ausführlichere Laufratgeber mit somatischem Schwerpunkt ersetzen; aber es führt Ihnen all jene Punkte vor Augen, die Sie berücksichtigen sollten, wenn Sie mit dem Laufen beginnen.

Vielleicht enthält es auch einige Punkte, die Sie – bereits laufend – bisher noch nicht beachtet haben. In diesem Falle möchte ich Ihnen ans Herz legen, diese Anregungen zumindest einmal für sich in Erwägung zu ziehen.

Ich bin mittlerweile auch davon überzeugt, dass wir nur dann in den Genuss der vielfältigen oben beschriebenen positiven Wirkungen des Laufens kommen, wenn wir „richtig" laufen, indem wir die Regeln befolgen, die Sportmediziner und „Lauf-Päpste" – also Menschen, die sich über längere Zeit mit dieser Bewegungsart befasst haben – erarbeitet haben.

Ich selbst ordne mich nicht allzu gern unter, aber Regeln, die ich für mich als nützlich erkannt habe, befolge ich auch dann, wenn andere sie aufgestellt haben, gern ☺.

Wir können uns nicht alles aus eigenem Erleben aneignen; und manchmal ist es recht nützlich, wenn andere schmerzvolle Erfahrungen „stellvertretend für uns" machen – es ist angenehmer und oft auch energiesparender.

* Am wichtigsten sind sicherlich die richtigen Schuhe – dazu empfehle ich, in ein gut sortiertes Sportgeschäft zu gehen, denn es gibt heute bereits so viele verschiedene Firmen, die Laufschuhe anbieten, und der Bedarf ist wirklich sehr individuell – daher ist kompetente Beratung sehr hilfreich.

Und denken Sie bitte daran, Schuhe zu kaufen, die zumindest eine Nummer größer sind als Ihre normale Schuhnummer! Beim Laufen rutschen wir bei jedem

Schritt nach vorne, und wenn wir dann vorne anstehen, kann es sehr wehe Zehen geben.

* Je nachdem, in welchem Alter Sie mit dem Laufen beginnen, ist eine sportmedizinische Untersuchung angeraten – eigentlich ist sie in jedem Alter zu empfehlen, aber ich würde meinen, ab 40 ist sie absolut notwendig.

Ebenso natürlich in jüngeren Jahren, wenn es Vor-Erkrankungen gibt.

Einerseits ist es wesentlich, das Herz-Kreislauf-System in seiner Funktion zu überprüfen, andererseits kann nur durch eine solche Untersuchung der individuell ideale Laufpuls eruiert werden.

Faustregeln sind eben nur Faustregeln, und da die Umstellung von der aeroben in die anaerobe Stoffwechsellage in einem sehr engen Bereich abläuft – und weil ja zumindest für die meisten von uns Korrekturen der Figur zumindest ein Argument für das Laufen sind –, sollten wir nicht das Risiko eingehen und „für die Katz laufen"!

* Empfehlenswert ist auch die Kontrolle des persönlichen Laufstils durch einen erfahrenen Sportmediziner, denn da können wir wirklich sehr viel falsch machen. Und die dadurch eventuell entstehenden Störungen und Beschwerden ersparen wir uns, wenn wir uns von Beginn an einen richtigen Laufstil angewöhnen.

* Sinnvoll ist auch die entsprechende Kleidung – die von Fachleuten empfohlenen modernen Mikrofasern haben den Vorteil, dass sie sich nicht so mit Schweiß vollsaugen, wie die an sich gesündere Baumwolle, weil sie die Feuchtigkeit ableiten. Außerdem bilden sich winzige Luftkammern, die gegen Hitze und Kälte isolieren.

Jedenfalls aber sollten Sie sich beim Laufen wohlfühlen – achten Sie auch dabei auf das Wohlbefinden Ihres Körpers! Wenn Sie dennoch Baumwolle lieber mögen, dann tragen Sie diese!

* Zur Grundausrüstung sollte weiters eine Pulsuhr gehören, denn wir brauchen eine ganze Weile, ehe wir lernen, den für uns richtigen Laufpuls zu erspüren. Bis dahin ist diese Kontrolle eine große Hilfe – besonders natürlich, wenn wir an der Fettverbrennung interessiert sind.

Außerdem ist der damit gegebene Feedbackeffekt auch sehr interessant, denn gerade in der ersten Zeit des Laufens fühlt sich unsere Befindlichkeit oft ganz anders an, als sie objektiv zu messen ist.

Mit der Zeit jedoch lernen wir unseren Körper mit seinen Signalen immer besser kennen, und eines Tages werden wir unsere Pulsuhr vielleicht gar nicht mehr brauchen, weil wir genau spüren, in welchem Bereich wir uns befinden. Dann können wir diesen digitalen „Coach" ja einem lieben Menschen schenken, der sich auch fürs Laufen begeistern ließ.

* Und dann kann es losgehen – aber bitte langsam!

Ehrgeiz ist hier wirklich fehl am Platz, er kann uns in ziemliche Schwierigkeiten bringen, weil unser Körper da – besonders in schon etwas höherem Alter – nicht sehr nachsichtig ist.

Die Laufzeiten sollten sich nach dem richten, was wir bisher an körperlichem Training absolviert haben. Aber machen Sie bitte nicht denselben Fehler wie ich: überschätzen Sie Ihre Kondition nicht!

Mancher mag gleich mit einer viertel oder halben Stunde langsamen Trabens beginnen, die meisten jedoch sollten wirklich im Bereich von Minuten mit einem entsprechenden Intervalltraining beginnen!

Lieber dann etwas rascher steigern, als sich gleich zu Beginn zu überfordern. Denn einerseits wird unser Körper streiken, wenn wir ihm gleich „zu viel des Guten" zumuten; andererseits verlieren wir rasch die Freude, wenn wir uns zu sehr „auspowern".

Das Laufen sollte immer Freude machen, auch wenn es ab und zu etwas anstrengend ist!

Und bleiben Sie bitte möglichst im richtigen Pulsbereich!

Besonders für schon recht „erwachsene" Menschen empfiehlt es sich daher mit Minuten-Intervallen zu beginnen: abwechselnd eine Minute Laufen und eine flott Gehen, dann vielleicht zwei Minuten Laufen und eine Gehen... und so können Sie nach und nach steigern, so lang, bis Sie Ihre gewünschte Laufzeit leicht durchgehend und im richtigen Pulsbereich bleibend schaffen. Aber bitte lassen Sie sich genügend Zeit dafür!

* Ehe Sie mit dem eigentlichen Laufen beginnen, sollten Sie einige Dehnübungen (Stretching) machen; dabei sollten Sie vor allem auf die vordere, hintere, innere und äußere Beinmuskulatur achten; aber auch Rumpf und Arme sollten Sie dehnen.

Vergessen Sie dabei bitte nicht auf bewusstes Atmen – sehr wirksam ist es, jeweils in den gerade gedehnten Muskelbereich „hinein zu atmen"!

Außerdem mag es Ihre Muskulatur sicher auch, in der Dehnung gestreichelt zu werden – wer mag das nicht?

* Und ehe wir dann lostraben, sollten wir zur Aufwärmung ein Weilchen flott gehen – die Pulsuhr wird uns Aufschluss geben, dass wir uns langsam an höhere Puls-Werte „anschleichen".

* Während des Laufens – so wie natürlich immer und in jeder Situation unseres Lebens – ist bewusstes Atmen ganz wesentlich. Wobei wir unseren eigenen Rhythmus herausfinden sollten – Faustregel ist allerdings, dass wir eher länger aus- als einatmen, also beispielsweise drei

Atemzüge ein- und fünf aus-, oder vier ein- und sieben aus-; je nachdem, wie es sich über längere Zeit hinweg gut anfühlt.

Auch hier merken wir am Puls, ob wir unseren individuell richtigen Atemrhythmus gefunden haben, und an der Befindlichkeit unseres Körpers.

* Spezialisten meinen, der Morgen eigne sich am besten für das tägliche Laufen – die Luft ist dann messbar frischer und reiner (so wie wir übrigens auch), außerdem sind wir da zumeist noch nüchtern, was im Laufe des Tages nicht immer gewährleistet ist. Und last not least beginnen wir den Tag mit mehr Energie und psychisch aufgebaut.

Dennoch wird mancher den Laufabend bevorzugen – auch dieser hat sicher seinen Reiz. Es ist nicht jedermanns Sache, täglich eine Stunde früher aufzustehen, nur um sein Laufen absolvieren zu können – Morgenmuffel werden daher wohl eher auf den Abend ausweichen.

* Die Frage: „Wie oft soll ich laufen?" wird keine eindeutige Antwort finden.

Mancher meint überzeugt: „Täglich!", und wer einmal mit dem Laufen begonnen hat, und dabei richtig läuft und daher Freude dran hat, wird sein tägliches Laufen auch nicht mehr missen wollen. Der Körper scheint es zu verlangen, und mancher meint, wir würden süchtig darauf.

Eine Sucht allerdings, die nicht ungesund und destruktiv ist, sondern sich sehr positiv auf unser ganzes Leben auswirkt – siehe das Kapitel „Was das Laufen alles bewirkt".

Andere wieder sind der Ansicht, der Tag zwischen dem Jeden-zweiten-Tag-Laufen ist wichtig zur Regeneration – sicher ein Argument, das einiges für sich hat.

Allerdings sollte man weder die eine Sicht noch die andere verallgemeinern; denn auch hier ist es wieder wichtig, aufmerksam auf den eigenen Körper zu horchen und die Lauffrequenz möglichst flexibel danach einzustellen.

Aber zumindest drei bis vier Mal pro Woche sollten wir unser Laufen doch möglich machen – das sich unwillkürlich einstellende bessere Zeitmanagement wird uns dies erleichtern, wenn wir die „richtige Einstellung" dazu haben.

* Ja, liebe Leserinnen und Leser, ganz wichtig ist in meinen Augen die richtige Einstellung zum Laufen: eine dankbare, offene und freudige.

=> Wir sollten dankbar sein, dass wir laufen können, denn das ist alles andere als selbstverständlich! Ich habe das bitter gekostet, als meine Hüfte „gesponnen" hat und ich mein Laufen, das ich mittlerweile lieben gelernt hatte, unterbrechen musste.

=> Wir sollten offen sein für alle Rückmeldungen unseres Körpers! Vor allem Blockaden, die durch das Laufen offenbar werden, möglichst rasch zu erkennen, scheint mir sehr wichtig und hilfreich für unsere spirituelle Weiterentwicklung.

=> Und wir sollten Freude haben dabei! Nichts ist ungesünder als das verbissene Laufen, das Sie an so vielen Joggern beobachten können, die anscheinend meinen, sie müssten sich selbst täglich aufs Neue besiegen.

Dieser Anblick war es wohl auch, der mir anfangs das Laufen so abwegig erscheinen ließ.

Freuen wir uns auf unser Laufen, freuen wir uns über unser Laufen, freuen wir uns an unserem Laufen und freuen wir uns, wenn wir anderen glücklichen Läufern begegnen! Das ist so wie eine eingeschworene Gemeinde von ähnlich Gesinnten: man lächelt sich an und freut sich am Leben.

Und, auch in diesem Punkt gebe ich Dr. Ulrich Strunz gern recht: wenn wir beim Laufen lächeln, macht es uns gesünder und glücklicher. Denn im Lächeln schütten wir Endorphine aus – auch ehe wir noch die immer wieder erwähnten dreißig Minuten durchgelaufen sind –, und es vermittelt unserem Gehirn den unsere Gesundheit und unser Wohlbefinden fördernden Eindruck: „es geht mir gut!"

Warum sollten wir nicht einem anderen Läufer oder einem Spaziergänger zulächeln?

Und warum sollten wir nicht uns selbst zulächeln, wenn wir alleine laufen, durch Parks, Alleen, Wälder?

Es tut einfach wohl und ist gesund. Allerdings sollte es das echte Lächeln sein – jenes, das um die Augen beginnt und so hübsche Lachfältchen macht.

* Eminent wichtig für ein gesundes und waches Leben ist das regelmäßige Trinken von ausreichend reinem Quellwasser!

Wenn die Trinkwasserqualität am Wohnort nicht entsprechend ist, dann ist natürlich geraten, auf Mineralwasser auszuweichen, allerdings eher auf stilles. Wenn Sie jedoch das Glück haben, gutes Wasser zur Verfügung zu haben, dann sollten Sie dieses Geschenk dankbar annehmen und reichlich davon Gebrauch machen!

- Reines Wasser ist nötig für praktisch alle chemischen Abläufe im Körper:
- vor allem für jene chemischen Verbindungen, die elektrische Impulse weiterleiten: also die Befehle vom Gehirn in die Peripherie (vor allem zu den Muskeln), und das Feedback von dort (von den Sinnesorganen) zurück zum Gehirn.

- Wasser ist auch nötig, damit das Lymphsystem seine Reinigungs- und Entschlackungsaufgabe erfüllen kann.
- Wasser ist unerlässlich für die Sauerstoff-Bindungsfähigkeit des Blutes.
- Wir brauchen Wasser für die Produktion von Sekreten, Hormonen, Enzymen und Neuro-Transmittern.
- Wasser ist nötig für die Ausscheidung von Stoffwechselendprodukten und Schlackenstoffen durch Niere, Darm, Lunge und Haut.
- Die Zufuhr von ausreichend Wasser verbessert die geistige Konzentration, die Integration verschiedener Gehirnanteile und damit die geistige und körperliche Koordination sowie die Lernfähigkeit und die Kreativität.
- Prinzipiell ist der tägliche Wasserbedarf zumindest ¼ Liter je 10 kg Körpergewicht, plus je ein Glas Wasser für jede Tasse Tee oder Kaffee, plus je zwei Gläser Wasser für jedes Glas Alkohol (sowohl schwarzer Tee, Kaffee und Alkohol wirken stark entwässernd, dürfen also keineswegs in die Tagesbilanz der Flüssigkeitsmenge miteinbezogen werden). Und bei Hitze, körperlicher Betätigung und Stress sollte entsprechend mehr reines Wasser zugeführt werden!

Ein besonders wertvolles Wasser können Sie sich selbst herstellen, indem Sie einen Bergkristall oder anderen Halbedelstein, zu dem Sie in Resonanz stehen, also der Ihnen gefällt, in einen Krug mit Wasser geben und einige Stunden der Sonne aussetzen.

Dieses Wasser bleibt länger frisch und wirkt auch im Sommer kühl. Und wenn Sie Masaru Emoto folgen wollen, dann schreiben Sie „Liebe" oder „Danke" oder irgendeinen anderen positiven Begriff auf ihren Krug! Offenbar kann Wasser „lesen".

Jedenfalls sollten Sie aber niemals loslaufen, ohne zuvor zumindest ein Glas Wasser getrunken zu haben! Ansonsten besteht die Gefahr der Blut-Eindickung, was die Durchblutung verschlechtert und somit sämtliche Körperfunktionen einschränkt.

* Empfehlen würde ich auch ein Lauftagebuch, in dem Sie Ihre konditionellen Fortschritte festhalten können, vor allem aber sich sehr bewusst und aufmerksam mit Ihrer Befindlichkeit auseinandersetzen:

Wie ging es Ihnen beim Laufen?

Wie geht es Ihnen davor?

Und wie danach?

Was hat sich in Ihrem Leben verändert?

Wie kommen Sie mit den verschiedenen Laufübungen zurecht?

Welche liegen Ihnen?

Welche mögen Sie weniger?

Wobei tun Sie sich leichter?

Was fällt Ihnen schwerer?

Was haben sie alles erkannt, erfahren, eingesehen, erfühlt, wahrgenommen, geklärt, erfasst...?

Was bewirkt das Laufen bei Ihnen körperlich, geistig und seelisch?

Dazu habe ich übrigens ein Geschenk für Sie vorbereitet, das Sie sich unter folgendem Link herunterladen können:

https://lebenswert365.info/laufbuch-geschenk/

* Worauf natürlich auch noch zu achten wäre, ist die entsprechende Ernährung: Generell wird sich durch regelmäßiges Laufen unsere somatische Intelligenz entwickeln und uns ganz natürlich mehr und mehr Appetit auf Gesundes machen.

- Viel rohes Obst und Gemüse, je nach Jahreszeit – wir sind wirklich das ganze Jahr über mit einem sehr reichhaltigen Sortiment gesegnet und sollten es dankbar nützen!

- Reichlich Eiweiß, wobei eher pflanzliches vorzuziehen ist – alle Sojaprodukte und die kleinen Wunder Hülsenfrüchte, vor allem im gekeimten Zustand –, seltener Fleisch, öfter hingegen Fisch, und hier vor allem Seefisch.

- Reichlich natürliche Kohlenhydrate, also Vollkornprodukte und Reis, und (eher fettärmere) Milchprodukte in Maßen, so man sie verträgt.

- Bei Fetten sollten wir die mehrfach ungesättigten pflanzlichen vorziehen – kaltgepresstes Olivenöl ist auch schon fast ein Heilmittel.

- Die Zubereitung der Nahrung sollte schonend sein, damit möglichst viel von den Vitalstoffen erhalten bleibt.

- Alkohol sollte nicht unbedingt zum täglichen Ritual werden; und über das angeblich so gesunde Glas Rotwein täglich gehen die Meinungen sehr auseinander.

- Ein wichtiges Element nicht nur für die Muskelfunktion ist Magnesium, von dem wir oft nicht genügend im Blut haben, und das wir daher – eventuell nach Rücksprache mit unserem Arzt – vor allem bei der Neigung zu Krämpfen zuführen sollten.

- Auch Vitamin C, meine ich, sollten wir zuführen: sowohl aus frischem Obst und Gemüse als auch, und das vor allem im Winter, in den Übergangszeiten und in besonderen Stresszeiten, in denen unsere Abwehrfähigkeiten stärker gefordert sind, als Vitaminpräparat (dazu gibt es sicher auch andere Ansichten – entscheiden Sie für sich, wem Sie sich anschließen möchten!).
- Auch die Spurenelemente Selen und Zink werden immer wieder als zuzuführende genannt, wobei Selen als Radikalfänger vor allem für die Abwehr wichtig ist, und Zink für die Synthese bestimmter Botenstoffe im Gehirn.

Wenn Sie Näheres darüber erfahren möchten, dann führen Sie sich die (Hör)-Bücher von Dr. Ulrich Strunz zu Gemüte, er geht sehr ausführlich darauf ein!

Wie überhaupt es ja eine ganze Menge interessanter Bücher über das Laufen gibt, die ich Ihnen natürlich nicht vorenthalten möchte.

Mir lag nur daran, jenen unter Ihnen, die mit dem Laufen beginnen wollen, oder aber ihr Laufen durch mentale und spirituelle Übungen bereichern möchten, und keine Lust auf weitere Sekundärliteratur haben, die meiner Ansicht nach nötigen Grundinformationen für ein gesundes, freudvolles und bewusstseinserweiterndes Laufen mitzugeben.

Wach-Laufen - Erwachendes Laufen

Dieser Teil des Buches versteht sich als eine Art reichhaltiges „Buffet": all das hier Angeführte sind Vorschläge und Anregungen, die Sie je nach persönlicher Gestimmtheit und gerade aktueller Lebenssituation entweder so, wie sie hier geschildert sind, annehmen oder auch für sich abwandeln können.

Stellen Sie aus diesem Angebot Ihr ganz individuelles Lauf-Menü zusammen!

- Sei es, dass Sie sich einen Übungsplan für eine bestimmte Zeitperiode aufstellen, den Sie auf Ihre derzeitigen Lebensbedürfnisse abstimmen,

- sei es auch, dass Sie sich vor dem jeweiligen Laufen eine Übung aussuchen – vielleicht auch, indem Sie Ihre Innere Stimme entscheiden lassen und blind eine Seite aufschlagen. Oder auch mein bereits erwähntes Geschenk nützen, das Sie hier finden:

  https://lebenswert365.info/laufbuch-geschenk/

- Dann wird es wieder Tage geben, an denen sich – wenn Sie Lust auf eine spezielle Übung haben – ganz klar ein Thema anbietet.

- Wenn Sie beispielsweise gerade Schwierigkeiten mit einem bestimmten Menschen haben, eignet sich die Vergebung;

- wenn Sie körperliche Schwierigkeiten haben, bietet sich der Brief an ein krankes Organ;

- wenn Sie erfolglos an einem Problem „kiefeln", dann laufen Sie die Problemlösung;

- wenn Sie gerade einen interessanten Traum hatten, und mehr darüber erfahren möchten, nehmen Sie diesen Traum ins Laufen mit;

- wenn ein Wunsch oder ein Ziel Sie gerade beschäftigt, nehmen Sie das entsprechende Thema mit zum Laufen;
- abends bietet sich die Tagesbilanz an,
- morgens die Tagesperspektive...

In dieses Kapitel sind die langjährigen Erfahrungen eingeflossen, die ich in der Leitung vieler Seminare und langjähriger Gruppen sammeln durfte. Dazu habe ich einiges an Material aus verschiedensten Quellen übernommen und meist etwas umgebaut, aber viele der Übungen haben sich direkt durch mich manifestiert.

Ich halte es da mit dem großen Weisen Yogananda, der meint:

„Die Wahrheit ist kein persönliches Eigentum, sondern hat zeitlose Gültigkeit und trägt deshalb nicht den Stempel einer Persönlichkeit!".

Oft lässt sich gar nicht mehr rekonstruieren, von wo genau die Anregungen zu dieser oder jener Übung stammen, aber ich meine, das ist auch gar nicht wichtig. Wichtig ist in meinen Augen, dass sie wirken, und dazu ist es unerlässlich, dass wir uns unserer Seele liebevoll öffnen, denn sie ist die Instanz, die uns in unserer Weiterentwicklung führt.

Und so freue ich mich, wenn auch Sie diese Übungen weitergeben, damit die Saat möglichst breit gestreut wird!

Dennoch möchte ich mich an dieser Stelle bei all jenen Menschen bedanken, die mich auf meinem Entwicklungsweg begleitet, inspiriert, geweckt, weitergeführt oder auch zum Innehalten bewogen, bestätigt oder berichtigt, herausgefordert oder getröstet haben – seien sie als „Lehrer" in mein Leben getreten oder auch als „Schüler", was in meinen Augen ohnehin ein und dasselbe ist.

All den vielen Autorinnen und Autoren, deren Bücher durch meine Hände, mein Denken und mein Herz gewandert sind, danke ich an dieser Stelle pauschal – sie alle sind genau im richtigen Augenblick in mein Leben getreten und haben mich bereichert.

Mögen nun auch meine Worte zu Ihnen finden und Sie im richtigen Augenblick in Bewegung bringen – und dies im doppelten Sinn!

Natürlich kann und will ich Sie nicht daran hindern, diese Übungen (auch) durchzuführen, ohne dabei zu laufen, zu walken, zu schwimmen, zu steppen, Rad zu fahren oder was auch immer Ihnen an Bewegung angenehm ist – aber ich fände es schade!

Denn die verbesserte Durchblutung vor allem auch unseres Gehirns und die damit einhergehende Integrierung verschiedenster Gehirnanteile – rechte und linke Gehirnhälfte, Vorder- und Hinterhirn, Gehirnrinde und Gehirnstamm – unter Bewegung sind Gegebenheiten, die die Wirkung dieser Übungen um ein Vielfaches intensivieren.

In der richtigen Bewegung haben wir praktisch unser ganzes Gehirn eingeschaltet und aktiv, und das ist in dieser Form sonst selten der Fall:

- wir sind wacher
- und kreativer,
- können besser assoziieren,
- denken rascher
- und klarer,
- haben aufgrund der verbesserten Gedächtnisleistung mehr an Erinnerungen zur Verfügung,
- und unsere Intuition ist besonders bereit, uns Informationen zugänglich zu machen,

- die unserer reinen Vernunftleistung nicht offen sind.

Und – diese Theorie stelle ich hier einmal mutig auf, ohne sie derzeit noch beweisen zu können (aber vielleicht tut das einmal ein wacher und interessierter Forschergeist) – wir sind ehrlicher, vor allem auch uns selbst gegenüber!

Und das ist natürlich für jegliche Art von geistiger Entwicklungsarbeit sehr wesentlich.

Denn uns selbst zu belügen, bedeutet oft einen weiten und energieraubenden Umweg, den wir uns ersparen sollten.

Daher empfehle ich Ihnen aus tiefstem Herzen – und aus meiner täglichen Erfahrung seit über 20 Jahren:

Laufen Sie diese Übungen und gönnen Sie sich Ihr Lauftagebuch – auch dazu habe ich in meinem Geschenk zu diesem Buch eine Überraschung für Sie vorbereitet!

https://lebenswert365.info/laufbuch-geschenk/

Heute laufe ich
die Identifizierung meiner Abhängigkeiten

Abhängigkeiten sind wie Erwartungen, die wir an unser Leben, an andere oder an uns selbst haben; und an deren Erfüllung wir unsere Zufriedenheit und unser Glücklichsein festmachen.

- Wir können Erwartungen an uns selbst haben,
- Erwartungen an andere;
- aber besonders stressig sind Erwartungen, die wir an die Erwartungen anderer haben...

Während des heutigen Laufens lasse ich alle Abhängigkeiten, die ich an mir selbst wahrnehmen kann, an meinem geistigen Auge Revue passieren...

Fällt es mir schwer, Abhängigkeiten an mir selbst zu erkennen, mag es hilfreich sein, Abhängigkeiten, die mir bei anderen besonders auffallen, danach zu hinterfragen, ob sie nicht auch (zumindest ein wenig) mich selbst betreffen...

Dabei handelt es sich vielleicht

- *um materielle Dinge,*
- *um Menschen,*
- *um alltägliche Rituale oder Gewohnheiten,*
- *um Lob, Bestätigung oder Anerkennung von außen,*
- *um Prestige oder einen gesellschaftlichen Status,*
- *um mein Aussehen Betreffendes,*
- *um Armut oder Krankheiten,*
- *um Demütigungen, Depressionen, Schuldgefühle, oder anderen Schmerz...*

Was von all dem trifft auf mich zu?

Was von all dem glaube ich, zu brauchen?

Nachdem ich zumindest einiges von dem, was ich zu brauchen glaube, identifiziert habe, beginne ich, diese Abhängigkeiten loszulassen.

Dazu stelle ich mir vor, wie ich bei jedem Schritt etwas von all dem fallen lasse... so als würde ich es einfach auf meinem Weg verlieren, weil ich es nicht mehr brauche.

Mit manchem mag das leichter gehen, und genau damit beginne ich.

Ich halte mir vor Augen, dass ich nicht alle Abhängigkeiten auf einmal loslassen muss – und gebe mir die Zeit, die ich brauche.

Aber ich beginne mutig damit und verspreche mir, diesen Prozess, nachdem er nun einmal in Gang gekommen ist, geduldig (mit mir selbst vor allem!) und konsequent weiterzuführen.

Nach diesem Laufen fühle ich mich leichter, befreiter und rundum wohler...

Heute laufe ich einen Abschluss

„Und jedem Ende wohnt ein Zauber inne..."

Hesse einmal anders.

Während des heutigen Laufens überlege ich, was alles in meinem derzeitigen Leben unfertig beziehungsweise unvollendet ist:

- Aufgaben,
- Vorhaben,
- Projekte,
- Visionen,
- Beziehungen...

Dann überlege ich, was von all dem ich aus heutiger Sicht gar nicht mehr vollenden möchte – und lasse es los...

All das, was zu Ende geführt werden sollte, was ich aber selbst nicht abschließen möchte, delegiere ich an andere – zuerst einmal gedanklich, aber mit dem Versprechen, es dann auch tatsächlich in meiner Realität zu tun.

Jene Dinge, die ich selbst vollenden beziehungsweise abschließen möchte, reihe ich gedanklich nach ihrer Priorität und setze mir jeweils einen vernünftigen Termin, bis zu dem ich mir Zeit lassen möchte.

Und ich verspreche mir einerseits, diese Vorhaben auch wirklich durchzuziehen, andererseits mich für alles Abgeschlossene ehrlich zu loben und in angemessener Weise zu belohnen.

Und ich erlaube mir, darauf stolz zu sein.

Um mich noch weiter zu motivieren, kann ich mir all das vor Augen führen, was ich bisher in meinem Leben abgeschlossen beziehungsweise vollendet habe.

Auf der Suche nach all dem, gebe ich mich nicht bloß mit den erstbesten Dingen zufrieden, die mir in den Sinn kommen, sondern ich frage selbst immer wieder nach: „was noch?".

So lange, bis mir wirklich bei bestem Willen nichts mehr einfällt.

Allerdings ist mir klar, dass es da wohl noch eine ganze Menge anderer geschaffter Abschlüsse gibt, die mir im Augenblick nicht einfallen...

Dabei spüre ich mich in die Energie hinein, die damit verbunden war:

- *dieses Gefühl tiefer Befriedigung*
- *und Zufriedenheit,*
- *von Erleichterung,*
- *von Befreiung,*
- *ja sogar Erlösung…*

Und genau dieses Gefühl wartet nun auch wieder auf mich, wenn ich meine Vorhaben erfolgreich abgeschlossen habe…

Heute laufe ich meine Affirmation

Ein ganz wesentliches Gesetz innerhalb unserer Realität ist das Gesetz der Wiederholung: je öfter wir etwas wiederholen, umso stärker wirkt es.

Und das gilt natürlich auch für Affirmationen – jene bestätigenden Formeln, mit denen wir uns motivieren können, mit denen wir uns Wünsche erfüllen oder auch destruktive Gewohnheiten ablegen können, mit denen wir unser Verhalten in positiver Weise verändern oder auch unsere Entwicklung beschleunigen können.

Worte haben eine enorme Kraft – vor allem in ihrer wiederholten Anwendung. So haben wir uns selbst (oder wurden von anderen) mit Worten, dir wir (oder andere) uns immer wieder gesagt haben, programmiert – und dies meist in eher destruktiver Form.

Auf diese Weise wurden in unserem Gehirn neue Hirnbahnen etabliert und dann bei neuerlicher Wiederholung immer weiter gefestigt – und ebenso ist es uns möglich, neue Hirnbahnen zu schaffen und uns auf diese Weise in positiver Form neu zu programmieren.

Entsprechend dem gedanklichen und vor allem emotionalen Material, das wir unserem Geist zur Verarbeitung geben, kontrolliert er unsere Handlungen aber auch unsere Gedanken und Emotionen – und unsere Einstellung zum Leben.

So können wir mit Hilfe konstruktiver Gedanken und Aussagen, die wir immer wieder bewusst wiederholen, bestehende destruktive und lebensfeindliche (Denk-) Gewohnheiten durch neue, aufbauende und lebensbejahende ersetzen.

Affirmationen sollten immer:

* Kurz und bündig und möglichst klar und eindeutig formuliert sein – wenn ich abnehmen möchte, sage ich mir nicht nur „ich bin schlank", sondern beispielsweise „gesund und schlank fühl ich mich wohl", denn sonst besteht die Gefahr, dass ich mir eine Krankheit anschaffe, die mich schlank macht.

Das kann mehr oder weniger bösartig sein wie ein Tumor oder ein Bandwurm – so wurden in Amerika Kapseln zum Abnehmen verkauft, in denen ein Bandwurmkopf schlummerte, der sich dann im Darm seines neuen Wirten festsetzte und genüsslich mit ass, also durchaus zu Gewichtsabnahme führte; aber eben nicht unbedingt in der erwünschten Art und Weise.

* Nur positiv formuliert sein, also keine Verneinung enthalten – das Unterbewusstsein, auf dessen Mitarbeit wir angewiesen sind, kennt keine Verneinung, weil es nur mit Bildern arbeitet. Und es gibt kein Nicht-Bild.

Wenn ich Sie beispielsweise auffordere, sich KEIN violettes Krokodil mit Baskenmütze und Zigarre im Mundwinkel vorzustellen, dann bin ich sicher, dass sie augenblicklich genau das vor sich sehen, obwohl ich doch sagte: „kein"!

Übrigens darf ich Ihnen gratulieren, denn Sie haben soeben ein neues Bild kreiert – nur für den Fall, dass Sie der Ansicht sind, sie seien nicht kreativ...

Unsere Wörter erzeugen mentale Bilder, ob wir eine Verneinung verwenden oder nicht. Eine negativ formulierte Affirmation erzeugt daher das mentale Bild gerade jenes Zustandes, den wir verändern wollen und trägt paradoxerweise dazu bei, diesen Zustand aufrechtzuerhalten, ja sogar zu verstärken.

Wenn unser Unterbewusstsein hört „ich will nicht mehr dick sein", dann hört es nur „dick" und wird danach trachten, dieses Ziel zu erreichen.

Stets in der Gegenwart formuliert sein – damit dokumentieren wir, dass wir daran glauben, das Gewünschte würde auch wirklich eintreten – wir nehmen es also quasi als gegeben vorweg und sind prophylaktisch dankbar dafür. Abgesehen davon schieben wir eine in der Zukunftsform formulierte Tatsache vor uns her!

Ein lustiges Beispiel dafür ist der Wirt, der ein Schild in seiner Auslage hängen hat mit dem Wortlaut: „Morgen gibt es hier Freibier!"

Wenn wir während des Laufens mit unseren Affirmationen arbeiten, dann verstärkt dies ihre Wirkung um ein Vielfaches – so als würden wir uns den entsprechenden Satz geradezu „hineinlaufen".

Einerseits wohl durch die stereotype Bewegung, die uns in eine Art Trance versetzt und unser Unterbewusstsein besonders aufnahmefähig macht; andererseits durch die verbesserte Durchblutung unseres Gehirns und damit jener Zentren, die für unser Lernen zuständig sind – Laufen verstärkt also die Wirksamkeit von Affirmationen.

Dazu ist es wichtig, uns vor dem Laufen den entsprechenden Wortlaut genau einzuprägen, um ihn genau und vollständig immer wieder wiederholen zu können.

Wenn unsere Gedanken abschweifen, dann holen wir uns sanft wieder zu unserer Affirmation zurück... und lassen diese störenden Gedanken sich wie Wolken im Wind auflösen und kehren immer wieder zu unserem heutigen Thema zurück...

Dann, nach dem Laufen, sollten wir die Affirmation allerdings ganz und gar vergessen. Dazu lenken wir uns ab, im Vertrauen, dass die Bestätigung nun in unserem Unterbewusstsein ihre Wirkung entfaltet, und lassen ihr die Zeit, die sie zu ihrer Verwirklichung braucht.

Eine gute Möglichkeit, um mit Affirmationen zu arbeiten, ist es auch, eine Sigille zu bauen.

Dazu werden die Buchstaben, aus denen die Affirmation besteht, ineinander geschrieben; jeder Buchstabe, auch wenn er mehrmals vorkommt nur einmal und durchaus auch stilisiert. Das so entstehende Zeichen ist für andere nicht mehr in seiner Bedeutung erkennbar; unser Unterbewusstsein weiß aber genau, was damit gemeint ist.

Und wenn wir unsere Affirmations-Sigille an gut und oft sichtbarer Stelle anbringen, wird unser Unterbewusstsein ständig damit konfrontiert und an seinen Auftrag erinnert, ohne dass wir uns dessen bewusstwerden.

So können wir unsere Sigille auch zum Laufen mitnehmen, indem wir sie uns beispielsweise auf den Hand-Rücken schreiben und während des Laufens immer wieder ansehen.

Wenn jedoch klassische Affirmationen für Sie nicht funktionieren, empfehle ich Ihnen, es einmal mit meinen Affragen zu probieren, deren Funktionsweise ich Ihnen in meinem Buch „<u>Das Affragen Orakel</u>" erkläre.

Genaugenommen sind Affirmationen ja Unwahrheiten, weil wir etwas behaupten, was wir wollen, aber noch nicht haben – und das kann in unserem System Stress erzeugen und den gegenteiligen Effekt erzeugen.

Also fühlen Sie, ob sich die Affirmation, die Sie gewählt haben, gut anfühlt – und wenn nicht, dann formulieren Sie sie in die Frageform um.

„Ich bin wertvoll!" wird dann vielleicht zu:

„Warum fühle ich mich heute so wertvoll?"

„Ich schaffe das!" wird dann vielleicht zu:

„Was spricht alles dafür, dass ich das schaffe?"

Mehr Informationen dazu finden Sie auch in diesem Blog-Beitrag: https://lebenswert365.info/affragen/

Heute laufe ich Assoziationsketten

Wenn wir nicht bewusst auf unsere Gedankenfluten achten, sind sie wie ein Perpetuum Mobile: ständig in Bewegung, wie schnatternde Affen oder wie die Wellen, die die spiegelglatte Oberfläche eines Sees kräuseln.

Wir können uns aber bewusst unseren Gedankenketten zuwenden, mit ihnen spielen, sie bewusst lenken und aus ihnen lernen.

Während des heutigen Laufens achte ich bewusst auf die Folge meiner Gedanken, auf die Assoziationen, die sich ergeben, auf die vielen Umwege und Zickzackkurven in meinem Denken.

Ich schau mir also gewisser Massen beim Denken zu...

Und dann greife ich ein: dazu halte ich einen interessanten Gedanken fest und achte bewusst auf die Assoziationen, die mir meine kreativen Anteile anzubieten haben.

Dabei geht es vor allem um die Übergänge, dieses Überspringen des Funkens, das festzuhalten und bewusst wahrzunehmen faszinierend sein kann; weil es mir Einblick in die Funktion meines Geistes – vor allem meiner rechten Gehirnhälfte, in der Assoziationen entstehen – erlaubt.

Und dann erlaube ich mir auch andere Wege.

Nachdem ich eine Assoziation durchgespielt habe, gehe ich zum Ausgangspunkt der Gedankenkette zurück und erlaube mir eine andere, neue Assoziation.

So als wäre ich in einem Raum mit vielen Türen und würde nun die verschiedenen Räume, zu denen diese Türen führen, erkunden...

Bei diesem Gedankenspiel mag mein Raum nur zwei oder drei Türen haben, mit einiger Übung jedoch wird es mehr und mehr solcher „Eingänge in Nebenwelten" ge-

ben, mit mehr und mehr faszinierenden Informationen und erhellenden Einsichten dahinter...

Wenn ich heute vom Laufen heimkomme, schreibe ich das Erlebte und Erfahrene nieder, denn es mag manch Nützliches bergen, das mir in seiner Bedeutung und Tragweite vielleicht im Augenblick noch nicht ganz klar ist.

Es ist jedenfalls eine Technik, die über die Etablierung neuer Hirnbahnen meinen Horizont in unterschiedliche Richtungen erweitert.

Ich nenne das „fruchtbare Geist-Weite"...

Heute laufe ich
die Auflösung von Begrenzungen

Nicht selten halten wir an Begrenzungen fest, die wir eigentlich gar nicht mehr „bräuchten" – einfach aus Gewohnheit, als hätten wir nur vergessen, sie aufzulösen...

Aber solche Begrenzungen engen und schränken uns nicht nur ein; sie verhindern meist auch unsere Weiterentwicklung – so wie eine zu eng gewordene Haut, die uns in unserem Wachstum einschränkt.

Und wenn dann andererseits der Wachstumsdruck von innen nach Erweiterung und Öffnung drängt, resultiert daraus wieder das energieraubende Phänomen des „Mit angezogener Handbremse Vollgas Fahrens".

Daher ist es sinnvoll, uns immer wieder unseren Begrenzungen zuzuwenden und sie ob ihrer Sinnhaftigkeit und Aktualität zu hinterfragen.

Ehe ich heute mit meinem Laufen beginne, konzentriere ich mich – in entspannter Haltung und mit geradem Rücken – auf alle Aspekte der Begrenzung in den verschiedensten Bereichen meines Lebens:

- *Körper,*
- *Arbeit,*
- *Umgebung,*
- *Beziehung,*
- *Verpflichtungen,*
- *Finanzen...*

Und notiere diese.

Dann wähle ich einen gerade aktuellen Punkt aus dieser Liste aus und nehme ihn zum Laufen mit.

Während des Laufens gehe ich in die Ursache dieser Begrenzung hinein und spüre sie intensiv, während ich meinen ganzen Körper erforsche:

* Wo ist dieses Gefühl der Begrenzung lokalisiert?

(vorwiegend im Nacken, im Rücken, im Magen...?)

* Wie genau fühlt es sich an?

(dumpf, schwer, pochend, stechend, drückend...?)

* Was macht diese Begrenzung mit meiner Atmung?

* Mit meinem Herzschlag?

* Mit meiner Körperhaltung?

* Mit meiner Mimik?

* Mit meiner Muskelspannung?

Dann erlaube ich meinem Körper sich beim Laufen so zu bewegen, dass er diesem Gefühl der Begrenzung Ausdruck verleiht.

Vielleicht muss ich dazu auch stehen bleiben, weil diese Begrenzung mich nicht weiter laufen lässt...

Dabei lasse ich alles zu, was sich manifestieren möchte.

Vielleicht möchte ich nach einem tiefen Atemzug die Luft anhalten, um so das Gefühl der Begrenzung noch intensiver zu spüren, bis es wirklich unerträglich wird.

Dann atme ich heftig und mit einem tiefen Seufzer aus und stelle mir vor, wie ich diese Begrenzung loslasse...

Dabei spüre ich deutlich, wie die vorher noch blockierte Energie sich löst und wieder zu fließen beginnt...

Und wenn ich stehen geblieben bin, laufe ich entspannt weiter...

Wenn ich nun in meinen Körper hineinhorche und spüre:

Ist das Gefühl der Begrenzung noch vorhanden?

Wenn ja, wo?

Wohin hat sie sich verlagert?

Hat es sich verändert?

Wenn ja, wie?

Ist dies der Fall, atme ich nochmals tief ein und halte neuerlich die Luft an, um noch einmal ganz in das Gefühl meiner Begrenzung einzutauchen...

Dann atme ich heftig und mit einem befreienden Seufzer aus und spüre, wie sich die blockierte Energie löst...

* Was ist nun aus der Begrenzung geworden?

Und wieder achte ich darauf, ob mir das Laufen nach dieser Ent-Grenzung leichter fällt.

Ich kann das so lange wiederholen, bis ich mich ganz frei fühle, oder aber mich für den Augenblick mit einem Teil der Blockaden-Lösung zufriedengeben und die weitere Lösung zu einem anderen Zeitpunkt zulassen.

Wichtig ist dabei jedoch, dass ich auch heute schon mit dem Teilerfolg zufrieden bin.

Denn es gibt einfach Begrenzungen, die mehrere Durchgänge zur Lösung benötigen – und die sollte ich mir dann auch genehmigen!

Heute laufe ich
die Bestandaufnahme meiner Ängste

Um meine Ängste loszulassen, gilt es zuerst, mich offen und ehrlich mit ihnen auseinanderzusetzen:

So frage ich mich während des heutigen Laufens:

„Was täte ich gern alles, wenn meine Ängste mich nicht davon abhalten würden?"

Dazu finde ich fünf bis zehn Dinge, die ich mir versage, weil meine Angst diese nicht zulässt...

Dann überlege ich, welche meiner Charaktereigenschaften unbewusst zu meiner Angst beitragen könnten.

Weiters beantworte ich folgende Fragen möglichst ehrlich:

„Kann oder will ich es nicht tun?"

„Was habe ich davon, wenn ich es nicht kann?"

„In welchem Zusammenhang steht das mit meiner Abhängigkeit von anderen?"

„Verschafft mir meine Angst mehr Fürsorge und Aufmerksamkeit?"

„Wie gehe ich damit um?"

„Inwieweit hindert mich der Anspruch, immer kompetent zu erscheinen, daran, etwas Neues zu versuchen?"

„Inwieweit hindert mich mein Perfektionismus an der Eroberung neuer Lebensgebiete?"

„Was könnte ich bei einem Versuch verlieren?"

„Welche Ängste hatten meine Eltern oder andere wichtige Erwachsene in diesem Bereich?"

„War diese Angst in einem gewissen Stadium meines Lebens angemessen?"

„Welchem Zweck hat sie damals gedient?"

„Ist das heute tatsächlich noch aktuell?"

„Welche inneren Veränderungen hat es im Hinblick auf diese Angst gegeben?"

„Welches falsche Bild von mir und meinen Fähigkeiten, das diese Angst fördert, versuche ich aufrecht zu erhalten?"

„Wozu?"

„Was müsste (s)ich ändern, damit ich meine Ängste loslassen könnte?"

„Welchen Gewinn hätte ich davon?"

„Worauf warte ich noch?"

Übrigens: wenn es mir während des heutigen Laufens gelingt, Ängste loszulassen, also einfach auf meinem Weg zurückzulassen, wirkt sich dies sicher wieder auf meine Leichtfüßigkeit aus.

Und da diese ein gutes Zeichen für erfolgreiche Befreiung ist, genieße ich sie bewusst.

Wenn ich diese Befreiung heute (noch) nicht wahrnehmen kann, dann vertraue ich darauf, dass mich mein heutiges Laufen jedenfalls auf meinem Befreiungsweg weitergeführt hat, auch wenn ich nicht unmittelbar einen Effekt wahrnehmen kann.

Heute laufe ich
die Befreiung von Hindernissen

Hindernisse sind im Wesentlichen äußere Zeichen für innere Blockaden, die wir hinaus projiziert haben, um sie klarer zu sehen – so gilt es, uns ihrer Botschaft bewusst zu werden und unser Leben entsprechend zu ändern.

Manchmal sind es aber auch Hinweise, wir sollten innehalten am Weg, um – ehe wir weiterschreiten – noch einmal unseren bisherigen Weg zu überschauen und uns zu fragen, ob es etwas gibt, was wir noch nicht ganz erkannt, eingesehen, verstanden haben; aber für unsere Weiterentwicklung brauchen...

Während des heutigen Laufens frage ich mich, welche Hindernisse es derzeit in meinem Leben gibt; und wer dafür verantwortlich ist.

Wenn ich ehrlich bin, werde ich erkennen, dass ich selbst die Verantwortung für mein Leben trage.

Dann überlege ich, welche Möglichkeiten es gäbe, diese Hindernisse zu überwinden.

Und ich frage mich, was mich daran hindert, dieses Wissen umzusetzen.

* Wo liegt die Blockade?

Vielleicht hilft es mir, mir zu vergegenwärtigen, welche Hindernisse ich – in letzter Zeit oder generell in meinem Leben – bereits erfolgreich überwunden habe.

* Was hat mir dabei geholfen?

* Und könnte mir dies auch zur Bewältigung meiner derzeitigen Hindernisse helfen?

Um mich noch etwas mehr zur Überwindung meiner derzeitigen Hindernisse zu motivieren, erinnere ich mich möglichst detailliert daran, wie es mir damals, als ich er-

folgreich ein Hindernis überwunden hatte, gegangen ist und wie ich mich gefühlt habe...

Wenn mir während des Laufens schon klar wird, wie ich meine derzeitigen Hindernisse überwinden könnte, danke ich meiner Seele oder meinem Unterbewusstsein oder meiner inneren Stimme (wie auch immer ich diese Instanz nennen möchte) dafür und verspreche mir, dieses Wissen, diese Einsicht nun auch wirklich anzuwenden.

Ist dies noch nicht der Fall, vertraue ich darauf, dass mir in nächster Zeit Klarheit geschenkt wird und danke meiner Seele schon im Vorhinein dafür.

Wenn ich mein Hindernis allerdings als Anlass zum Innehalten erkannt habe, dann tu ich dies und blicke zurück...

Dazu öffne ich mein Herz für jene Botschaft, die ich offensichtlich noch nicht in mein Bewusstsein aufgenommen habe – eine Botschaft, deren Verständnis für mein Weiterschreiten unerlässlich ist.

* Welche Einsicht könnte meine Seele noch von mir erwarten?

* Was ist es, was mir – rückblickend auf mein bisheriges Leben – noch klar werden kann und soll?

* Wo habe ich noch einen „blinden Fleck"?

Heute laufe ich
die Befreiung von Selbstmitleid

Diese Laufübung eignet sich im Prinzip für jeden Menschen, denn wir alle haben – mehr oder weniger – Phasen, in denen wir uns leid tun.

Vor allem aber wird sie dann angebracht sein, wenn wir grade in unserem Selbstmitleid festhängen, dennoch aber bereit sind, es aufzulösen.

Denn ohne diese Bereitschaft wird sich vermutlich nicht viel tun.

Während des heutigen Laufens frage ich mich:

* *Weswegen tue ich mir derzeit oder auch generell besonders leid – im Zusammenhang mit welchen Menschen, in welchen Situationen, aus welchen Anlässen?*

* *Wo vor allem in meinem Körper kann ich mein Selbstmitleid wahrnehmen?*

* *Und wie genau fühlt es sich an?*

* *Welche Farbe assoziiere ich damit?*

* *Welche Form?*

* *Welchen Geruch oder Geschmack?*

* *Was sage ich mir, wenn ich in meinem Selbstmitleid schwelge?*

Dann frage ich mich, wie ich mein Selbstmitleid einsetze, um mich selbst und andere zu manipulieren.

* *Welchen Gewinn bringt es mir?*

Aber ich frage mich auch:

* *Was versage ich mir mit dem Spiel „ich armes Schwein"?*

Welche Vorteile würde/wird es mir bringen, mein Selbstmitleid aufzugeben?

Dann erinnere ich mich an Situationen, in denen ich andere in ihrem Selbstmitleid beobachten konnte:

Wie ging es mir dabei?

Und geht es anderen nicht ebenso mit mir, wenn ich „wieder ganz arm" bin?

Eine Möglichkeit, mich aus diesem Spiel zu befreien, ist es, die Rolle des Armen Ich extrem zu übertreiben und mir dabei über die Schulter zu schauen.

Humor ist sicher einer der besten Lösungsfaktoren, besonders dann, wenn wir uns in irgendeinem Bereich zu ernst nehmen – was beim Selbstmitleid oft der Fall ist.

So versetze ich mich in eine Situation aus der letzten Zeit, in der ich mir wieder einmal sehr leid getan habe und spiele diese Rolle bis ins Groteske übertrieben – so intensiv und so lang, bis ich selbst herzlich über mich lachen kann.

Ich genieße dieses befreiende Lachen und lasse es ruhig eine Weile aus mir herausfließen, rollen, purzeln, tanzen, kollern...

Wenn ich noch ein weiteres tun möchte, kann ich mir vornehmen, Menschen, mit denen ich viel zu tun habe, und denen ich wirklich vertrauen kann, zu bitten, mich in Zukunft liebevoll aufmerksam zu machen, wenn ich wieder „ganz arm" bin und gemeinsam mit mir darüber zu lachen.

Das wird mir helfen, mich mehr und mehr von dieser Verhaltensweise zu befreien.

Heute laufe ich meine „Bewerbung an Gott / Göttin"

Das heutige Laufen erlaubt uns, uns in unseren besten Fähigkeiten und Anlagen zu schildern und uns – frei von jeglicher Einschränkung unserer Kreativität – um die idealst vorstellbare Beschäftigung zu bewerben.

Vorteil dieser virtuellen und eher spielerischen „Bewerbung" ist, dass das Argument des „real nicht Möglichen" uns nicht in unseren Ambitionen einschränken kann.

Denn in Wahrheit ist alles möglich, wenn wir es uns wirklich und aus tiefstem Herzen wünschen – denn unsere ehrlichen Wünsche sind Botschaften aus der Tiefe...

Siehe dazu auch das Kapitel „Wünsche laufen"!

Heute stelle ich mir vor, „im Himmel" seien einige Stellen ausgeschrieben – und unter anderem auch meine ideale Stelle –, dort, wo es keine Einschränkungen gibt, nichts, was „nicht geht".

Und nun hätte ich die Chance, den himmlischen Personalchef oder sein weibliches Pendant davon zu überzeugen, dass ich die am besten geeignete Person bin – und zwar für genau die Tätigkeit, die ich mir wünsche und daher auch in idealer Weise verwirklichen könnte; und die mich daher voll und ganz erfüllen würde.

Dabei gibt es absolut keine Beschränkungen, und falsche Bescheidenheit ist hier ganz und gar nicht am Platz. Also stelle ich mich wirklich von meiner besten Seite dar.

So überlege ich während des heutigen Laufens, wie ich dieses Bewerbungsschreiben am besten formuliere, was ich alles darin erwähne und wie.

Dabei achte ich besonders auf Beschränkungen, die ich mir unwillkürlich auferlege und lasse diese los.

Noch einmal: alles ist möglich, wenn ich daran glaube!

Und nach dem heutigen Laufen sollte ich diesen Brief auch wirklich zu Papier bringen!

Schön wäre es dabei, wenn ich mir diesen Brief selbst schicken würde; und zwar wirklich mit Kuvert und Briefmarke – vielleicht sogar mit einer besonders schönen Sondermarke – über den postalischen Weg.

Dessen sollte ich mich wahrlich als wert erachten!

Denn es ist wirklich sehr interessant und aufschlussreich, wenn ich mir dieses „Bewerbungsschreiben an Gott / Göttin" nach einiger Zeit noch einmal durchlese…

Heute laufe ich
Bewunderung für mich selbst

Bewunderung ist eine liebevolle Haltung, die jeweils das Beste in einem Menschen, den wir bewundern, ans Tageslicht bringt.

Das gilt natürlich auch für uns selbst.

Wenn wir uns daher selbst bewundern, fördern wir die Manifestation all jener Anlagen, Fähigkeiten und Talente in uns, die wir bisher vielleicht noch nicht in idealem Maß verwirklicht haben.

Während des heutigen Laufens rufe ich mir all das in Erinnerung, was ich an mir nicht mag – an meinem Körper, meiner Persönlichkeit, meinen Eigenschaften, meinem Umgang mit anderen...

Und ich beobachte, wie ich mich selbst durch Kritisieren und Abkanzeln, durch Beschwerden und Unzufriedenheit klein mache – zugleich aber auch, wie ich anderen erlaube, mich durch ihre Kritik und Diskriminierung negativ zu beeinflussen.

Dann stelle ich mir die Frage:

* Wie würde ich sein, sprechen, denken und mich verhalten, wenn ich aus Lob, Anerkennung und Bewunderung heraus leben würde?

Dazu beginne ich, mich zuerst für jene Faktoren, Eigenschaften, Reaktionen, Leistungen, die ich bejahen kann, zu loben und anzuerkennen – und mir vielleicht sogar Bewunderung zu schenken.

Dann gehe ich aber auch zu all dem über, was mir bisher nicht recht war, nicht meinen Erwartungen entsprochen und mich nicht zufrieden gestellt hat – und schenke mir auch dafür zumindest Anerkennung und Wertschätzung. Aber vielleicht sogar Bewunderung.

Durchaus mit der Bereitschaft, es zu ändern, wenn es mir möglich ist ...

Diese wertschätzende Bewunderung vergegenwärtige ich mir nun intensiv und unter Miteinbeziehung aller Sinne...

Und ich beobachte, wie ich dabei richtiggehend in mich hinein wachse...

Dann verspreche ich mir, mit dem lebenslangen Prozess der Bewunderung zu beginnen und mich bewusst für Annahme, Anerkennung oder zumindest Akzeptanz zu entscheiden.

Dazu wird es hilfreich sein, den Glaubenssatz „Eigenlob stinkt" zu entsorgen. Denn er stimmt nicht, wie jeder sich mit der eigenen Nase überzeugen kann!

Wie ich etwas sehe, ist nur eine Frage der Einstellung; und diese Einstellung mir selbst, aber in weiterer Folge auch anderen gegenüber, kann ich jederzeit ändern.

Und ich ändere sie nun in Richtung Bewunderung, Wertschätzung und Akzeptanz!

Wie ging es mir beim heutigen Laufen?

Und wie geht es mir danach?

Bei diesem Tagesprogramm kann ich sogar vor und nach dem Laufen meine Körpergröße überprüfen – und es ist durchaus möglich, dass ich eine Überraschung erlebe...

Heute laufe ich
meine Beziehungen als Spiegel

Unsere Mitmenschen sind meist untrügliche Spiegel, wenn wir ehrlich genug sind, uns selbst in dem, was wir in anderen sehen, wiederzuerkennen – sowohl im Positiven als auch im Negativen!

Während ich heute laufe, rufe ich mir alle Menschen in Erinnerung, in deren Gegenwart ich mich geliebt, geschätzt, anerkannt und voller Energie fühle...

=> *Und ich beobachte, wie sich diese Erinnerung auf meine Körper-Haltung und meine Befindlichkeit auswirkt.*

Dann denke ich an einige Menschen, in deren Gegenwart ich mich ungeliebt, unterdrückt, niedergeschlagen und nicht angenommen fühle.

=> *Und was macht diese Erinnerung mit meiner Körper-Haltung und meiner Befindlichkeit?*

* *Worin unterscheidet sich meine Einstellung zu diesen beiden Personengruppen?*

* *Was stört mich an den Menschen der zweiten Gruppe?*

* *Gibt es da Parallelen?*

* *Eine Art roten Faden?*

* *Kann ich das, was mich an ihnen stört, vielleicht auch an mir finden?*

* *Vielleicht auch nur in etwas abgeschwächter Form?*

Ist dies der Fall, vergebe ich es mir – und schenke den anderen Dankbarkeit dafür, dass sie mich erkennen ließen, was mich an mir stört und liebevoll bearbeitet werden darf ...

Nun wende ich mich wieder der ersten Personengruppe zu und frage mich, was ich an ihnen bewundere und schätze.

* Gibt es auch hier wieder Parallelen?

* Und kann ich diese Eigenschaften – vielleicht erst in ihrer Anlage – auch an mir wiederfinden?

Wenn dies der Fall ist, erlaube ich mir, sie zu entwickeln.

Dazu visualisiere ich mich in einer Situation, in der mir die entsprechende Eigenschaft nützen könnte und sehe und erlebe mich im idealen Ausdruck dieser – zumindest in meiner Vorstellung – neu entwickelten Stärke.

* Wie fühle ich mich bei dieser Vorstellung?

* Und wie reagiert meine Umwelt auf mich?

Auch heute kehre ich nach dem Laufen wohl mit dem Gefühl heim, etwas Wertvolles hinzu gewonnen zu haben.

Heute laufe ich den Brief an einen Menschen, der mein Leben verändert hat

Wir alle hatten Begegnungen mit Menschen, die einen Wendepunkt in unserem Leben herbeigeführt oder angeregt haben, der uns eine neue, bessere Richtung einschlagen ließ.

Das können lebende Menschen sein oder auch längst verstorbene; Menschen, die wir persönlich kennen gelernt haben, ebenso wie solche, mit denen wir nur mittelbar über ein Medium in Kontakt gekommen sind (Buch, Tonträger, Bild, Theaterstück, Film...).

Diese Knoten- und teilweise auch Wendepunkte bewusst zu erkennen und mit Dankbarkeit anzunehmen stellt einen wichtigen Bewusstwerdungsprozess dar.

Denn sie lassen uns oft einen interessanten roten Faden erkennen, der sich durch unser Leben zieht – und den zu kennen uns auch in Zukunft bewusster und dadurch sicherer voranschreiten lässt.

So lasse ich zu Beginn meines heutigen Laufens mein Leben vor meinem geistigen Auge Revue passieren und finde solche Knotenpunkte oder Situationen, die eine wesentliche Wende eingeleitet haben...

Interessanter Weise oft ohne, dass ich mir dessen im Augenblick selbst bewusst wurde.

Und ich nehme mir vor, all jenen Menschen, die maßgeblich an diesen Lebenswenden beteiligt waren, einen Brief zu schreiben, um ihnen meine tief empfundene Dankbarkeit auszudrücken.

Dann beginne ich mit dem ersten.

Dazu bitte ich mein Herz, mir jenen Menschen zu zeigen, dem ich heute meinen Dank ausdrücken soll – dafür, dass er/sie mich zu einem Richtungswechsel, einer Be-

schleunigung oder Verlangsamung auf meinem Lebensweg, oder auch zu einer Rückkehr veranlasst oder angeregt hat.

Und während des Laufens stelle ich mir diese Person vor und sage ihr erst einmal in meiner Vorstellung all das, was mir dazu einfällt.

Ich konzipiere also diesen Brief zuerst in mündlicher Form und nehme mir vor, ihn dann auch tatsächlich zu schreiben und gegebenenfalls abzuschicken.

Heute laufe ich meine Dankbarkeit

Wir können uns darüber beschweren, dass Rosenbüsche Dornen haben; aber wir können ebenso gut dankbar sein, dass einige Dornenbüsche Rosenblüten tragen.

Wir können sehen, wie schmutzig die Fenster sind, oder wir können die schöne Aussicht genießen.

Wir können das Glas als halb-geleert oder als halb-gefüllt sehen.

Es ist doch alles eine Frage der Einstellung.

Dr. Elisabeth Kübler-Ross meinte:

„Wenn wir die Canyons von den Stürmen abschirmen würden, würden wir nie die Schönheit ihrer kunstvollen Felsformationen sehen..."

Seien wir also dankbar für die Stürme, die unser Leben formen, und die all die Schönheit freilegen!

Wie oft erkennen wir nach einer schweren Zeit rückblickend, wie wichtig und notwendig diese Erfahrung war.

Sollte daraus nicht Dankbarkeit und Vertrauen resultieren?

Dankbarkeit gegenüber dem, was ist, und Vertrauen gegenüber dem, was kommen mag?

Eine dankbare Lebenshaltung zeigt, dass wir Vertrauen haben in das geistige Gesetz von Ursache und Wirkung.

Denn jede Situation, mit der wir uns konfrontieren, ist letzlich die Auswirkung unserer Gedanken – und als solche direkte Spiegelung unserer konstruktiven oder destruktiven Gedankenmuster.

Und es ist ein wahrlich erfüllender Moment, wenn wir erkennen, dass alles, was uns widerfährt, genau das ist, was wir für unser Erwachen brauchen.

Menschen, die ein erfülltes Leben führen, sind jene, die sich dankbar an dem erfreuen, womit das Leben sie beschenkt; anstatt über das zu klagen, was sie vermissen.

Dankbarkeit verlangsamt unsere Gangart, indem sie unsere Sinne für die Welt öffnet. Sie lässt uns ganz und gar im Hier und Jetzt leben und schenkt uns eine Ebene der Bewusstheit, die uns mehr und mehr das bunte Gewebe unseres Lebens erkennen lässt.

Auf diese Weise setzt sie uns in die Lage, unser reiches Potenzial weiter auszuschöpfen, unsere Anlagen zu nützen und unsere Persönlichkeit zu entfalten.

All das, was potentiell vorhanden ist, kann erst durch unsere Aufmerksamkeit zur Wirksamkeit erweckt werden – und Dankbarkeit ist der beste und einfachste Weg dazu.

Das heutige Laufen ist für mich eine Gelegenheit, mir all das vor Augen zu führen, wofür ich dankbar sein kann – und diese Dankbarkeit auch auszudrücken.

Wenn ich möchte, kann ich mir vorher schon überlegen, was mich alles dankbar macht, und eventuell eine Liste all dessen erstellen.

Aber ich kann genauso gut auch während des Laufens die verschiedenen Bereiche meines Lebens geistig durchgehen und unmittelbar für all das „danke" sagen, was mich dankbar macht – oder auch machen könnte...

Wichtig dabei ist es, diese Dankbarkeit auch wirklich zu fühlen!

* Wo in meinem Körper kann ich meine Dankbarkeit vor allem wahrnehmen?

* Wie fühlt sie sich an?

* Hat sie eine Temperatur?

* Fühlt sie sich eher hell an, oder eher dunkel?

Fühlt sie sich eher weit an, oder eher eng?

Fühlt sie sich eher leicht an, oder eher schwer?

Was macht meine Dankbarkeit mit meiner Atmung?

Mit meinem Herzschlag?

Mit meiner Mimik?

Und meiner Muskelspannung?

Wie ändert sich meine Körperhaltung, wenn ich Dankbarkeit erlebe?

Und wie geht es mir nach dieser dankbaren Lauferfahrung?

Heute laufe ich
das Erkennen meiner Energie-Blockaden

Energieblockaden zeigen sich auf den verschiedenen Ebenen als diverse Störungen.

Um authentisch uns selbst leben zu können, sollten wir möglichst unsere ganze Energie zur Verfügung haben, daher ist es ganz wesentlich, Energieblockaden möglichst rechtzeitig zu erkennen, ihnen auf den Grund zu gehen, um sie dann auflösen zu können.

So identifiziere ich während des heutigen Laufens meine aktuellen Energieblockaden.

Zuerst wende ich mich meiner Körperebene zu und frage mich:

* Wo bin ich verspannt?

* Wo habe ich Schmerzen?

* Welches Organ oder Organsystem funktioniert nicht so, wie es sollte?

* Was halte ich in meinem Körper fest – Steine, Verkalkungen, Stoffwechselendprodukte, Flüssigkeit, Hautschuppen...?

Dann wende ich mich meiner geistigen Ebene zu und frage mich:

* Leide ich unter Konzentrationsstörungen oder Koordinationsstörungen?

* In welchen Situationen / mit wem fließt meine Kommunikation nicht so wie ich es mir wünsche?

* Was von dem, was ich kann, lebe ich nicht aus?

* Was von dem, was ich bin, setze ich nicht um?

* Worüber möchte ich die Kontrolle nicht verlieren?

Und zuletzt konzentriere ich mich auf den seelischen Bereich:

* Wen bin ich nicht bereit, bedingungslos zu lieben?

* Und liebe ich mich selbst bedingungslos?

* Kann ich bedingungslose Liebe von anderen annehmen?

* Bei wem fällt es mir schwer, etwas anzunehmen, weil ich mich dadurch verpflichtet oder in seiner/ihrer Schuld fühlen würde?

* Was wird mir in Beziehungen „angetan", weil ich es zulasse?

Um meine energetischen Blockaden aufzulösen, nehme ich mir vor:

* regelmäßig viel Wasser zu trinken,

* mich regelmäßig auf gesunde Art zu bewegen

* und bewusster zu atmen,

* mit der großartigen EFT (= Emotional Freedom Technique) zu spielen,

(eine genaue Erklärung dieser Technik finden Sie in diesem Blogbeitrag: https://lebenswert365.info/eft/)

* sowie das Spiel mit Affragen

(darauf habe ich Sie bereits hingewiesen; hier ist nochmal der Blogbeitrag: https://lebenswert365.info/affragen/)

* und vor allem Liebe!

Liebe ist der Weg, Liebe ist die Antwort, Liebe ist die Lösung, Liebe ist das Heilmittel, Liebe ist das Ziel!

Heute laufe ich eine Entscheidung

Wenn in meinem Leben gerade eine Entscheidung ansteht, eignet sich das tägliche Laufen gut als Möglichkeit der Bearbeitung.

Entscheidungssituationen sind ja meist eine Gelegenheit, verschiedene Persönlichkeitsanteile in uns über ihre Ansichten und Einstellungen zu jeweils einem Thema besser kennen zu lernen.

Jeder von ihnen will uns meist in eine bestimmte Richtung ziehen, und so fühlen wir uns in Entscheidungssituationen nicht selten wie ein Fiaker, dessen zwei Pferde in entgegengesetzte Richtung streben – zerrissen.

Je versteckter die jeweils für die Vorlieben verantwortlichen Persönlichkeitsanteile sind und je weniger wir uns ihrer Wirkung bewusst sind, umso schwieriger wird uns die Entscheidung fallen.

Vertiefen wir uns daher in jeden der beiden Teile (manchmal sind es auch mehrere) und lernen wir sie näher kennen, dann wird uns jede Entscheidung leichter fallen, weil wir rascher erkennen, wo Liebe daheim ist – denn dorthin sollten wir immer tendieren!

Die Tatsache, dass es im Laufen zu einer verbesserten Integration unserer beiden Gehirnhälften kommt, erweist sich speziell zur Entscheidungsfindung als höchst nützlich – besonders wenn wir vor mehreren scheinbar gleichwertigen Alternativen stehen.

Abgesehen davon ist unter körperlicher Bewegung vor allem unser Homo Sapiens Gehirn durch bessere Durchblutung und somit reichliche Sauerstoffversorgung „eingeschalten" – also aktiv. Damit steht uns unser gesamtes höheres geistiges Potential zur Verfügung.

Daher nehme ich heute meine anstehende Entscheidung in mein Laufen mit und beginne damit, für die verschiedenen Alternativen, aus denen ich eine auswählen soll, jeweils ein passendes Symbol zu finden: ein Bild oder eine Szene oder eine Situation, die diese Alternativen möglichst präzise charakterisiert:

„Diese Alternative ist wie ..., die andere jedoch wie ..."

Und in diese Symbole lebe ich mich während des Laufens abwechselnd ganz und gar hinein, um sie jeweils mit all meinen Sinnen und in allen Details zu erforschen.

Ich frage mich, wie genau dieses symbolische Bild aussieht, wie es sich anfühlt, wie es sich anhört, ja vielleicht sogar, wie es riecht und schmeckt.

Dann erlaube ich mir weitere Assoziationen zu diesen Symbolen und formuliere sie.

So kann ich mir beispielsweise sagen:

„Die eine Alternative ist wie ... , und ich weiß nicht ... , allerdings sieht es so aus, als ... , die andere Alternative erscheint mir wie ... , und das erinnert mich an ... , wohingegen die erste Alternative eher mit ... zu tun hat ... "

Dann frage ich mich:

„Wer in mir will dies? Und wer in mir will das?"

Und versuche zu erkennen, wie die jeweils verantwortlichen Persönlichkeitsanteile sich darstellen.

„Ist es mein innerer Kritiker, mein inneres Kind, mein innerer Angsthase, mein innerer Weiser, meine innere Schüchterne, mein innerer Kämpfer, mein innerer Querulant, meine innere Heilerin... ?"

Wenn ich möchte, kann ich nun jeweils die beiden (oder mehr) Kontrahenten in einen Dialog treten lassen, um sie und ihre Argumente noch etwas besser kennen zu lernen.

Dazu versetze ich mich abwechselnd in die beiden (oder mehr) Parteien hinein und formuliere meine Absicht, meine Ideen zu dieser Entscheidung, meine Vorliebe für eine Seite und die Argumentation dahinter.

Dann stelle ich mir vor, wie in der Symbolwelt die mögliche Lösung aussehen könnte.

Das kann etwas nach logischen Gesichtspunkten Mögliches sein wie eine rettende Idee, eine Entscheidung von außen...

Oder es ist etwas scheinbar Unmögliches wie eine gute Fee, die mir den richtigen Weg weist; ein vom Himmel gesandter Engel; ein Alien oder was auch immer meine Phantasie mir an Bildern schenkt – und diese Gestalt kommt und zeigt mir die im Augenblick für mich richtige Lösung.

Dabei lasse ich meiner Vorstellung freien Lauf, um in meiner Imagination diese „richtige Entscheidung" wirklich zu erleben.

Und was sagen nun meine beiden Persönlichkeitsanteile dazu?

Ähnlich wie im kaukasischen Kreidekreis wird wahrscheinlich jener Persönlichkeitsanteil, der sich als nachgiebig und tolerant zeigt, der sein, auf den ich mich eher verlassen kann.

Wenn mir dies geglückt ist, kehre ich zu meinem logischen Denken zurück und frage mich, was dieses Symbol und die symbolische Lösung mit meiner Entscheidung zu tun hat; welche neuen Einsichten meine symbolische Sicht mir ermöglicht.

Vielleicht hat mir diese neue Sicht ein Aha-Erlebnis beschert; oder aber mir ist ein Detail aufgefallen, das ich bisher übersehen habe, und das mir wesentlich bei der Entscheidung helfen kann...

Dann lasse ich meine Entscheidung los.

Im festen Vertrauen darauf, dass meine eben erreichte Horizonterweiterung mir weiterhelfen wird, lege ich sie ad acta und genieße nur mehr die Schönheit meiner Umgebung und das wohlige Gefühl meines Körpers im Laufen und danach...

Für die nächsten Tage und Stunden bin ich offen und empfänglich für weitere Hinweise seitens meiner Seele – in Form von Träumen, Begegnungen mit Menschen, Anregungen aus Büchern oder Filmen oder, wenn ich gern damit spiele, aus Orakeln...

Heute laufe ich meine Ent-Schuldigung

In Wahrheit gibt es keine Schuld, sondern bloß Verantwortung. Und noch nie haben Schuldgefühle irgendetwas Positives bewirkt – sie sind letztlich Ausdruck einer stagnierenden und damit blockierten Energie, die zuweilen sogar als Alibi wirken.

Mancher, der sich Schuldgefühle „gönnt", meint, sich damit die Notwendigkeit zu einer Verhaltensänderung zu ersparen, die aufgrund des Ereignisses, um das es geht, eigentlich angebracht wäre. Er verbarrikadiert sich quasi hinter seinen Schuldgefühlen...

Ent-Schuldigung ist ein sehr wirksames Instrument auf dem Weg der Weiterentwicklung – sie erfordert große Ehrlichkeit, beschenkt uns jedoch mit einer ganzen Menge an frei gewordener Energie.

Schuldgefühle sind übrigens oft auch ein Werkzeug zur Manipulation. Dies zu erkennen – bei sich selbst ebenso wie bei anderen – ist ungemein wichtig auf dem Weg zur Selbsterkenntnis.

Ehe ich heute mit dem Laufen beginne, überlege ich, weswegen ich mich schuldig fühle; wobei ich auch jene Dinge mit einbeziehe, die niemand von mir weiß.

Dann gehe ich mit meinen derzeit bewussten Schuldgefühlen laufen und frage mich:

„Welchen Gewinn habe ich davon, wenn ich mir Schuldgefühle „leiste"?

„Und was kosten sie mich?"

Dann überlege ich mir auch, ob und – wenn ja – wie ich in anderen Schuldgefühle erwecke. Dazu gehe ich gedanklich meine wichtigsten Beziehungen durch und frage mich, wem ich absichtlich oder unabsichtlich Schuldgefühle vermittle.

Und gibt es jemanden, der sich mir gegenüber schuldig fühlt, ohne dass ich etwas dazu beigetragen hätte?

Endlich frage ich mich, wie mein Leben ohne Schuldgefühle aussähe – dazu stelle ich mir eine besonders mit Schuldgefühlen belastete Beziehung vor und sehe sie frei von allem Belastenden vor meinem geistigen Auge...

Dies wurde möglich, weil ich mir selbst und dem anderen Beteiligten all das nachgesehen habe, weswegen ich selbst oder der/die Andere Schuldgefühle hatte.

Und ich stelle mir auch vor, wie erleichtert sich der/die Andere fühlt.

Es ist ein herrlich befreites Gefühl, das mich heute vielleicht sogar etwas leichter laufen lässt, und daher verspreche ich mir, in dieser Weise alle wesentlichen Beziehungen meines Lebens von Schuldgefühlen zu befreien und zu klären.

Und nach dem heute so befreienden Laufen fliege ich geradezu heim.

Heute laufe ich meine Ent-Sorgung

Für Menschen, die stark zu Sorgen neigen, mag folgende Analogie hilfreich sein, die mir vor einer Weile begegnet ist:

Wenn wir all die Wassertropfen nähmen, die eine dichte, 30 Meter hohe und eine ganze Stadt überziehende Nebeldecke enthält, könnten wir diese Feuchtigkeit in einem Wasserglas zusammenfassen.

Unsere Sorgen ähneln dem Nebel insofern, als sie unsere Sicht behindern, unsere Perspektiven verzerren und unsere Gangart langsam und unsicher werden lassen.

Doch wie der Nebel könnten auch die Sorgen in einem Wasserglas zusammengefasst werden, würde man sie auf ihre wirkliche Größe reduzieren.

Es heißt, von all den Dingen, um die wir uns Sorgen machen, werden 40% nie passieren, 30% gehören der Vergangenheit an und sind somit durch Besorgnis auch nicht mehr zu ändern, 12% sind unnötige Sorgen um unsere Gesundheit, 10% sind Sorgen um unbedeutende Kleinigkeiten – und nur die verbleibenden 8% betreffen Dinge, um die wir uns berechtigterweise Gedanken machen. Gedanken, aber nicht Sorgen!

So mag es besonders für Menschen, die sehr zu Besorgnis neigen, sinnvoll sein, ihr Laufen zur „Ent-Sorgung" zu nützen!

Während des heutigen Laufens lasse ich nach und nach alles an meinem geistigen Auge vorüberziehen, worüber ich mir derzeit Sorgen mache...

All das, was mich selbst betrifft... aber auch andere...

Und dann löse ich jede Sorge, die mir bewusst wird, mit irgendeinem Lösungsritual, das mir gefällt, auf.

Sei es, dass ich eine Lichtkugel über meinem Kopf visualisiere, die langsam durch meinen Scheitel in mich eindringt und diese Sorge – wo auch immer sie in meinem Körper sitzt – aus mir herauslöst...

Sei es, dass ich unter einem Wasserfall stehe und die wild auf mich herab prasselnden Wassermassen diese Sorge aus mir heraus waschen...

Sei es, dass ich hoch oben auf einem Berg stehe und der lebhafte Wind, der mich umspielt, meine Sorge aus mir heraus bläst...

Sei es, dass ich mich auf einem Scheiterhaufen befinde und die Flammen, die an mir entlang züngeln, diese Sorge aus mir heraus brennen...

Sei es, dass ich mich in einen Baum hineinversetze und mir vorstelle, ich könnte meine Sorge durch die Wurzeln in die Erde versenken und ihr übergeben...

Oder sei es jede Assoziation, die Sie für sich finden; die Ihnen angenehm ist und Ihnen wirklich das Gefühl der Befreiung von der jeweiligen Sorge vermittelt.

Ich tue dies in der beruhigenden Gewissheit, dass sich jene Dinge, um die ich mir sehr wohl Gedanken machen sollte, dennoch zu Wort melden werden; weil ich mich mit diesem Ritual nur überflüssiger Sorgen entledigen kann.

Jene Sorgen, die aufzulösen mir heute nicht gelingt, hebe ich für einen späteren Zeitpunkt auf – ich kann dieses Ent-Sorgungs-Laufen ja jederzeit wiederholen.

Auch heute mag mir mein Laufen leichter fallen, nachdem ich mich mithilfe meines Ent-Sorgungs-Rituals entlastet habe.

Ich kann dieses Ritual in seiner Wirksamkeit noch verstärken, indem ich – zuhause angekommen – meine Sorgen (besonders jene, die sich nicht gleich auflösen ließen) auf Toilette-Papier schreibe und dieses in der Toilette hinunter spüle...

Ich kann sie aber (mit essbarer Tinte) auch auf Oblaten bzw. Esspapier schreiben und verspeisen.

Dies kombiniere ich mit der Bitte an meinen Verdauungsapparat, all das, was ich nicht mehr brauche, zu eliminieren.

Zugleich aber all jenes, was in meinem Leben noch seine Berechtigung hat, zu assimilieren und meinem Bewusstsein zur Verfügung zu stellen, wenn es sinnvoll ist.

Dieses ist ein sehr wirksames Ritual!

Heute laufe ich Erfolg

Diese Laufübung eignet sich besonders für Zeiten des „Durchhängens", der Stagnation und Resignation...

Erfolg zu haben – besonders nach einer Zeit der Erfolglosigkeit – heißt, dass wir eine Blockade aufgelöst haben, die uns bisher wie ein Klotz am Bein an unserem Weiterschreiten, unserer Weiterentwicklung, unserer Entfaltung gehindert hat.

Die folgende Laufübung mit ihrer Rückschau mag Ihnen helfen, hier Klarheit zu gewinnen und in Zeiten der Erfolgsflaute zu erkennen, wo Ihre derzeitige Blockade liegt.

Ihren „Feind" zu kennen, ist der erste und außerordentlich wichtige Schritt, ihn zu überwinden.

Während des heutigen Laufens erinnere ich mich an einige große Erfolge in meinem Leben – Erfolge, die ich vielleicht als Durchbruch nach einer Zeit des „Durchhängens" erlebt habe.

Dann gehe ich in meiner Erinnerung jeweils etwas zurück und konzentriere mich auf die Zeit davor: dieses Durchhängen, Leerlaufen, Sisyphus Spielen, Stein-im-Getriebe-Gefühl, Gegen-Windmühlen-Kämpfen, Mit-angezogener-Handbremse-Vollgas-Fahren... oder wie auch immer sich die Zeiten vor dem jeweiligen Durchbruch bezeichnen ließen.

* Und wenn ich nun diese Phasen meines Lebens – diese Vor-Erfolgs-Phasen – einander gegenüberstelle und miteinander vergleiche, was haben sie gemeinsam?

* Wie ist es mir jeweils gelungen, diese Blockade zu überwinden, die Handbremse zu lösen, diesen „Stein im Getriebe" aus dem Weg zu räumen und mich von dem

„Klotz am Bein" zu befreien, um nicht mehr „leer zu laufen"?

* Gibt es einen roten Faden in meinen Befreiungen von Blockaden?

* Wie sehr war ich bereit, die Verantwortung für mich und die jeweilige Situation anzunehmen?

* Oder sah ich mich als hilfloses Opfer?

* Wie schwer fiel es mir, die alten, schmerzhaften, mich lähmenden Muster loszulassen?

* Und wenn ich die verschiedenen Durch-Bruchs-Situationen in ihrer Chronologie miteinander vergleiche: hat sich im Laufe der Zeit etwas in meinen Reaktionen, meiner Einstellung und meinem Verhalten verändert?

* Kann ich darin eine gewisse Entwicklung erkennen?

* Habe ich aus meinen Misserfolgssträhnen und ihrer Überwindung gelernt?

* Wenn ich nun das soeben Erkannte auf meine derzeitige Erfolgsflaute anwende, hilft mir das, sie bewusster und reifer zu bewältigen, indem ich meine Blockaden rascher und klarer erkenne und dann auch auflöse?

Wer weiß, vielleicht erlebe ich nach dem heutigen Laufen den nächsten Durchbruch…

Wenn dem so ist, nehme ich dies bewusst an und bin dankbar dafür!

Heute laufe ich meine Fehler

Unsere Fehler sind in Wahrheit unsere besten Freunde.

Denn ein Fehler, aus dem wir gelernt haben, wird dadurch zur Erfahrung – ist in Wahrheit also kein Fehler mehr.

Wären wir während unserer Kindheit nicht bereit gewesen, Fehler zu machen, hätten wir nie gehen, sprechen oder schreiben gelernt.

So können wir alles, was wir bisher als Fehler eingeschätzt haben, also all das, was wir unserer Ansicht nach falsch gemacht haben, ebenso gut als Chance sehen – als Chance, daraus zu lernen und uns weiterzuentwickeln.

Als man Edison fragte, ob ihn die vielen Fehlversuche auf dem Weg zur Glühbirne nicht frustriert hätten, meinte er:

„Keineswegs! Ich habe eine ganze Menge Möglichkeiten herausgefunden, wie die Glühbirne nicht funktioniert."

Diese Sichtweise scheint mir doch um vieles konstruktiver zu sein als die bei uns übliche, die uns eher dazu bewegt, Fehler unter den Tisch fallen zu lassen, um der Kritik zu entgehen.

Allerdings gibt es Firmen mit einer bewussten Fehlerkultur: die dort Verantwortlichen haben nämlich erkannt, dass es um vieles effizienter ist, wenn Fehler offengelegt und geteilt werden – denn so kann ein ganzes Team aus dem Fehler eines einzelnen lernen und braucht sie nicht immer wieder zu wiederholen!

So frage ich mich während des heutigen Laufens:

„Welches waren die größten Fehler, die ich in meinem Leben gemacht habe?"

Nun betrachte ich diese Fehler aus heutiger Sicht und sehe sie als Teil von Erfahrungen, die, mochten sie auch schmerzlich gewesen sein, mir letztlich wahrscheinlich mehr Vorteile als Nachteile eingebracht und mich weitergeführt haben.

Und ich erkenne all das, was ich aus diesen Fehlern gelernt habe – oft ist das sogar mehr als aus Erfahrungen, mit denen ich im ersten Augenblick zufriedener war.

Dann frage ich mich, welche Konsequenzen für meine Zukunft mir diese Einsicht nahelegt.

Jede Erfahrung wird durch die Bedeutung bestimmt, die ich ihr gebe, durch das, was ich darin sehe, was ich hineininterpretiere. Daher ist es wesentlich, jede Erfahrung in einer konstruktiven Form zu sehen, denn so wird sie zu etwas, was mich unterstützt, anstatt mich zu behindern.

Daher verändere ich nun die Bedeutung, die ich „meinen größten Fehlern" bisher beigemessen habe – und dies wird mein Laufen unbeschwerter und leichter machen.

Heute laufe ich Freude

Freude ist etwas, was wir uns zumeist nicht gönnen, weil wir schon sehr früh gelernt haben, dass wir nicht bedingungslos liebenswert sind und immer das Gefühl haben, Liebevolles, Erfreuliches, Genussvolles, Vergnügliches, Aufbauendes, Beglückendes, uns in unserem Sosein Bestätigendes stünde uns nicht zu.

Daher haben wir immer die Tendenz, uns zu bestrafen und uns Beglückendes zu versagen, weil wir im Hinterkopf immer Angst haben, wir hätten all das nicht verdient – unser Mangel an Selbstwertgefühl lässt es nicht zu.

So machen wir uns oft kleiner als wir sind, nehmen uns oft weniger als eigentlich für uns bereit wäre und erscheinen weniger und kleiner, als wir in Wahrheit sind.

Diese destruktiven Mechanismen zu erkennen und sanft und liebevoll aufzulösen, wird uns von einem Panzer befreien, der Liebe und anderes Positives von uns abhält...

Während des heutigen Laufens rufe ich mir alle Einschätzungen und Entscheidungen in Erinnerung, die ich je über alle Arten von Freude getroffen habe.

Ich mache mir alle Überzeugungen und Gedanken bewusst, die ich in Bezug auf meine Freude und mein Verhältnis zu Lust und Vergnügen habe – erkenne alle Blockaden, Ängste und persönlichen Tabus in Bezug auf Genuss.

Und ich erinnere mich an jede Gelegenheit, bei der ich mich mehr oder weniger massiv dafür bestraft habe, Freude und Vergnügen zu empfinden.

* Warum habe ich das getan?

* Was befürchte ich, wenn ich mich der Freude hingebe?

* Was könnte mir und meinen Mitmenschen geschehen, wenn ich Freude in meinem Leben zulasse?

Endlich überlege ich zumindest zehn Möglichkeiten, mir selbst Freude zu machen...

Und ich verspreche mir, mir ab nun täglich zumindest fünf Mal eine Freude zu machen, etwas zu genießen, mir Vergnügen zu gönnen, mir etwas Gutes zu tun und mich bewusst zu verwöhnen.

Zuerst gönne ich mir all dies während des Laufens in meiner Vorstellung – und wundere mich über die Leichtigkeit beim heutigen Laufen.

Wenn ich heute vom Laufen heimkomme, beginne ich gleich damit, mir etwas von diesen Freudenbringern auch tatsächlich zu gönnen...

Heute laufe ich Geld-Reinigung

Alle Gegenstände, die durch unsere Hände gehen, werden durch unsere Energie geprägt.

Auch Geld ist in diesem Sinne gewisser Massen ein Energieträger und wird von dem, der es weitergibt, durch seine persönlichen Energiemuster aufgeladen – ob nun bewusst oder nicht.

In diese Prägung fließt unsere Einstellung zu Geld und Wert ebenso ein, wie die zur Leistung, die für Geld zu haben ist; oder für die man Geld bekommt – aber auch zu Arbeit allgemein.

Geben und nehmen wir daher Geld bewusst, fair, mit Freude und Achtung vor der eingetauschten Leistung – und werden damit die echten Bedürfnisse befriedigt – breitet sich diese bewusste und harmonische Schwingung in der Gesellschaft aus.

In dieser Weise haben wir jedes Mal, wenn wir Geld ausgeben, die Chance, es mit einer positiven Energie aufzuladen, die echte Wertschätzung und Lebensfreude in die Welt trägt.

Dazu nehme ich mir heute eine bestimmte Geldsumme oder mein ganzes Bargeld oder auch mein Sparbuch, meine Kreditkarte, Schecks oder den letzten Kontoauszug (also irgendetwas, das „geldgleich" ist) mit und lade dies während des Laufens mit „Liebe", „Respekt", „Wertschätzung" und „Dankbarkeit" auf.

Damit harmonisiere ich dieses Geld oder auch das Symbol für „mein" Geld. Gleichgültig mit welcher Schwingung es auch vorher aufgeladen war, welche Ausstrahlung es auch gehabt haben mochte, als es zu mir kam.

Ich lade also Materielles mit positiver Energie auf und leiste damit meinen Beitrag zur Heilung der Gesellschaft – eine Art energetischer Umweltschutz.

Dazu kann ich mir vorstellen, wie ein Lichtstrahl von oben kommend durch meinen Scheitel in mich einfließt, mich nach und nach erfüllt und dann durch meine Hände in das Geld oder Geldgleiche übergeht... auch aus meinem Herzen kann Liebesenergie in das Geld oder Geldgleiche fließen und es mit einer sanften Lichtwolke umhüllen...

Dann stelle ich mir vor, wie ich dieses Geld ausgebe und diese reine Energie mitfließt und die empfangende Person berührt... vielleicht auch, wie diese Energie etwas in meinem Mitmenschen bewegt, verändert, klärt...

Und ich stelle mir vor, wie ich, wenn ich das nächste Mal Geld oder Geldgleiches annehme, dieses automatisch mit meiner Liebesenergie auflade, sodass nur mehr „gereinigtes" Geld zu mir gelangt...

So sind auch die Dinge, die ich mit meinem Geld kaufe, die Leistungen, die ich dafür bekomme, lichtgeladen und liebevoll, wie auch immer der oder die andere das gemeint haben mag...

Es ist wie ein Filter, den ich zwischen den vielleicht unreinen Schwingungen anderer und mir einschalte; und der mich vor negativen und destruktiven Energien schützt.

Wenn ich gegenwärtig an Geldmangel, also einer finanziellen Enge leide, kann ich mir vorstellen, wie ich mich für reicheren Geldfluss öffne...

Besonders hier ist es wichtig, meinen Filter einzuschalten. Denn je mehr Geld auf mich zukommt, seinen Weg zu mir sucht, umso wichtiger ist es, dieses Geld von eventuellen negativen Schwingungen zu reinigen.

Und dies wird ab nun für mich zum Automatismus, ohne aber an Bewusstheit zu verlieren: all das Geld, das zu mir findet, und all das Geld, das ich wieder ausgebe und wieder auf die Reise schicke, lade ich sehr bewusst mit Licht und Liebe auf... dafür nehme ich mir ausreichend Zeit...

Und wenn ich einmal wenig Zeit für dieses Ritual habe, dann lasse ich es wenigstens nicht an Intensität fehlen – ich kann auch in nur einem Augenblick Geld oder Geldähnliches mit der Kraft meiner Liebe aufladen und damit von allen negativen Schwingungen befreien...

Und das mache ich von nun an regelmäßig – denn gerade, wenn ich ein Gefühl von Geldmangel habe, ist es wichtig, offenherzig und freigiebig und möglichst großzügig zu sein...

Geld ist eine Energie, die fließen möchte, sonst wird sie „brackig" – so wie ein abgesperrtes, stehendes Gewässer, das weder Zu- noch Abfluss hat...

Auch wenn es mir derzeit nicht möglich ist, viel zu geben, dann gebe ich zumindest eine Kleinigkeit... zusätzlich gebe ich in meiner Vorstellung, da dann allerdings viel: ich sehe mich vor meinem geistigen Auge, wie ich andere reich beschenke, wie ich meine Fülle gern und freien Herzens teile... mit Menschen, die mir nahestehen, aber auch mit Fremden... ja vielleicht sogar mit Menschen, gegen die ich eine Abneigung habe, die mir nicht sympathisch sind...

Meine Vorstellung ist ebenso real wie die materielle Welt, daher kann ich all das, was ich in der materiellen Welt nicht vermag, in meiner Imagination leben und auf diese Weise wirklich werden lassen...

Der Umgang mit Geld ist ein gutes Beispiel für dieses Ritual... und dieses bietet sich geradezu an, während meines täglichen Laufens zelebriert zu werden.

Heute laufe ich die Auflösung eines Glaubenssatzes

Viele weise Menschen fordern uns dazu auf, bei der Gestaltung unserer Lebenswirklichkeit im Inneren anzufangen und die eigenen bewussten und unbewussten Vorstellungen und Glaubenssätze umzugestalten.

Denn erst dann haben wir eine Chance, in einer Welt zu leben, die unseren Vorstellungen und Wünschen entspricht.

Alles, was davon abweicht, weist darauf hin, dass wir destruktive (oft sogar noch einander widersprechende) Glaubenssätze in uns haben.

Glaubenssätze sind im Prinzip Ideen und Überzeugungen, die uns als einzige Wahrheit erscheinen – und sehr oft wirken sie sich äußerst fatal auf unser Leben aus.

Daher ist es sehr sinnvoll und entwicklungsfördernd, unsere Gedankeninhalte nach solchen Sabotagemustern zu durchforsten und sie, wenn wir ihre negative Wirkung auf unser Leben erkannt haben, aufzulösen.

Verbreitete Glaubenssätze sind etwa:

„Ich bin nicht liebenswert",

„Ich kann nie tun, was ich möchte",

„Ich bin meinen Lebensumständen machtlos ausgeliefert",

„Ich bin nicht kreativ",

„Wer bin ich schon, dass ich …",

„Ich bin eben so, wie ich bin",

„Geld stinkt",

„Tiefgreifende Veränderungen tun weh",

„Gut Ding braucht Weile",

„Das Leben ist ein Jammertal",

„Menschen sind ihrem Wesen nach schlecht – jeder denkt nur an sich selbst",

„Wertvoll ist nur, was schwer geht, lang dauert und viel kostet",

„Reicht man jemanden den kleinen Finger, nimmt er gleich die ganze Hand",

„Je älter ich werde, umso schwächer und kränker werde ich",

„Ich habe kein Talent zum ...",

„Ich bin ein Versager",

„Ich habe Erfolg nicht verdient",

„Liebe macht verletzlich"...

Während des heutigen Laufens formuliere ich jene lebensverneinenden Glaubenssätze, die ich in meinem Repertoire entdecke, um und verwandle sie in ihr lebensbejahendes Pendant.

„Ich bin liebenswert!", „Ich kann tun, was ich möchte!", „Ich bin Gestalter meiner Lebensumstände!" ...

Wenn sich die positive Formulierung nicht stimmig anfühlt, kann ich sie in Frageform – also als Affrage (siehe meinen Hinweis bei den Affirmationen!) – formulieren.

Wenn ich jedoch positive und konstruktive Glaubenssätze in meiner Lebenseinstellung finde – auch so etwas mag es durchaus geben –, kann ich mir dazu gratulieren und mich darin bestärken.

Interessant in diesem Zusammenhang wäre es auch, die Quelle dieser Glaubenssätze zu ergründen; denn die meisten Überzeugungen habe ich von meinen Eltern und

anderen Erziehungsberechtigten (ob auch tatsächlich Erziehungsbefähigten ist oft gar nicht so klar!) quasi geerbt, oder auch vom herrschenden Gesellschaftssystem übernommen.

So frage ich mich immer wieder:

„Woher weiß ich das?"

Und oft hilft es schon, dies zu erkennen, und mir damit klar zu werden, dass dieser Glaubenssatz vielleicht für einen anderen gültig sein mag, für mich aber nicht.

Vielleicht habe ich den Eindruck, ich könnte einen Glaubenssatz aus Loyalität nicht loslassen, wenn ich ihn von einer Autoritätsperson übernommen habe.

Hier mag die Frage weiterhelfen, was es dieser Person bringt, wenn ich diese Überzeugung behalte. Mehr als falsch verstandene Solidarität wird dabei kaum herauskommen.

Häufig sind Glaubenssätze wie eine längst abgestorbene Haut, die ich bloß deshalb mit mir herumschleppe, weil ich vergessen habe, sie rechtzeitig abzustreifen – dies zu erkennen, hilft mir oft enorm weiter.

Darüber hinaus kann ich mich fragen, was es für Konsequenzen in meinem Leben hätte, wenn ich diesen Glaubenssatz aus meinem Denken streichen bzw. umdeuten würde.

* Was wäre im schlimmsten Fall die Folge?

Auf der anderen Seite frage ich mich, was es mir (scheinbar) bringt, diesen Glaubenssatz als Lebensmaxime aufrecht zu erhalten.

* Worin liegt der „Gewinn"?

Auch bei der Glaubenssatzarbeit kann es sehr aufschlussreich sein, wenn ich meine Überzeugung der kriti-

schen Hinterfragung durch meinen „Freund vom anderen Stern" (siehe auch das Kapitel „Heute laufe ich einen Traum"!) aussetze.

Denn durch das scheinbar dumme endlose Nachfragen werde ich gezwungen, wirklich in die Tiefe zu gehen – und dort finde ich meist Schlüssel zu Türen, die mir bisher verschlossen waren.

Auch nach der erfolgreichen Arbeit an einem Glaubenssatz mag sich ein Gefühl von Erleichterung und Befreiung einstellen, das mich leichter laufen lässt.

Heute laufe ich meinen inneren Mann

Diese und die folgenden zwei Übungen können und sollen durchaus von beiden Geschlechtern ausgeführt werden. Es geht dabei um das bessere Kennenlernen von wichtigen Persönlichkeitsanteilen, die wir oft nur rudimentär leben – wenn überhaupt.

Ihre bewusste Integration in unsere Lebensgestaltung macht uns wieder ein Stück mehr „ganz", weil sich etwas potentiell in uns Angelegtes nun manifestieren kann – und das ist eine immer wieder sehr bereichernde und erfüllende Erfahrung.

Während ich heute laufe, lasse ich das Bild meines inneren Mannes entstehen... wie auch immer es sich mir zeigt, ich nehme es an...

Als Mann, den ich kenne oder auch nicht, als Tier oder andere Gestalt als Form, als Farbe, als Gefühl, Geruch oder Geschmack...

Ich betrachte dieses Bild meines inneren Mannes aufmerksam in allen Details... und spüre dabei, was ich ihm gegenüber empfinde, was er mir bedeutet...

Dann frage ich ihn, ob er mir etwas zu sagen hat und bin empfänglich für seine Botschaft, wie auch immer sie mir bewusst wird – in Worten oder Bildern, in Gefühlen oder als Symbol...

Ich kann meinem inneren Mann auch eine Frage stellen und bin offen für seine Antwort, wie auch immer sie sich zeigt... wenn ich nicht gleich eine Antwort wahrnehmen kann, gehe ich davon aus, dass ich sie später erhalten werde – von innen oder von außen auf mich zukommend...

Ob ich nun selbst Mann bin, oder ob ich eine Frau bin, ich frage mich, ob ich mein männliches Wesen verleugne... und wenn ja: wie?

* *Welche Ängste hindern mich daran, meine Männlichkeit – bzw. meinen Yang-Anteil – voll zum Ausdruck zu bringen?*

* *Wann und mit wem fällt es mir besonders schwer?*

* *Gibt es auf der anderen Seite männliche, also Yang-Eigenschaften, die ich leicht zum Ausdruck bringe?*

* *Welche sind das?*

* *In Zusammenhang mit welchen Menschen?*

* *In welchen Situationen?*

Nun stelle ich mir vor, wie ich auf dieses Bild meines inneren Mannes zugehe, es umarme und dann in mich aufnehme...

Und ich verspreche mir, besonders in nächster Zeit darauf zu achten, was sich durch diese Kontaktaufnahme mit meinem inneren Mann in meinem Leben ändert: in meinem Verhalten, in meinen Beziehungen, meiner Weiterentwicklung...

Heute laufe ich meine innere Frau

Auch diese Übung kann und soll durchaus von beiden Geschlechtern ausgeführt werden.

Während ich heute laufe, lasse ich das Bild meiner inneren Frau entstehen... wie auch immer es sich mir zeigt, ich nehme es an...

Als Frau, die ich kenne oder auch nicht, als Tier oder andere Gestalt als Form, als Farbe, als Gefühl, Geruch oder Geschmack...

Ich betrachte dieses Bild meiner inneren Frau aufmerksam in allen Details... und spüre dabei, was ich ihr gegenüber empfinde, was sie mir bedeutet...

Dann frage ich sie, ob sie mir etwas zu sagen hat und bin empfänglich für ihre Botschaft, wie auch immer sie mir bewusst wird – in Worten oder Bildern, in Gefühlen oder als Symbol...

Ich kann meiner inneren Frau auch eine Frage stellen und bin offen für ihre Antwort, wie auch immer sie sich zeigt... wenn ich nicht gleich eine Antwort wahrnehmen kann, gehe ich davon aus, dass ich sie später erhalten werde – von innen oder von außen auf mich zukommend...

Ob ich nun selbst Frau bin, oder ob ich ein Mann bin, ich frage mich, ob ich mein weibliches Wesen verleugne... und wenn ja: wie?

* Welche Ängste hindern mich daran, meine Weiblichkeit – bzw. meinen Yin-Anteil – voll zum Ausdruck zu bringen?

* Wann und mit wem fällt es mir besonders schwer?

* Gibt es auf der anderen Seite weibliche, also Yin-Eigenschaften, die ich leicht zum Ausdruck bringe?

Welche sind das?

In Zusammenhang mit welchen Menschen?

In welchen Situationen?

Nun stelle ich mir vor, wie ich auf dieses Bild meiner inneren Frau zugehe, es umarme und dann in mich aufnehme...

Und ich verspreche mir, besonders in nächster Zeit darauf zu achten, was sich durch diese Kontaktaufnahme mit meiner inneren Frau in meinem Leben ändert: in meinem Verhalten, in meinen Beziehungen, meiner Weiterentwicklung...

Heute laufe ich
meine innere Frau und meinen inneren Mann

Während des heutigen Laufens bitte ich darum, dass das Bild meiner inneren Frau und das meines inneren Mannes zugleich in mir auftauchen... und ich achte darauf, in welcher Beziehung sie zueinander stehen...

* Sind sie einander zugewandt oder voneinander abgewandt?

* Nahe beisammen oder eher getrennt voneinander?

* Ist ihre Beziehung zueinander offen oder eher verschlossen?

* Ist sie freundschaftlich und liebevoll oder eher feindselig und aggressiv?

* Wenn die beiden einander eher negativ gegenüberstehen, kann ich sie durch meinen Wunsch vereinen?

* Kann ich sie miteinander versöhnen?

* Wie hätte ich gern, dass sie einander begegnen?

* Kann ich dieses Wunschbild verwirklichen?

Nun lasse ich die beiden miteinander sprechen und höre ich ihnen aufmerksam zu...

* Was sagen sie einander?

* Und wie?

* Und gibt es etwas, was sie mir sagen möchten?

* Vielleicht möchte ich ihnen auch eine Frage stellen – welche Frage würde ich gern meiner inneren Frau und meinem inneren Mann stellen?

Ich achte dann aufmerksam auf die Antworten, die ich bekomme, wie auch immer sie zu mir gelangen...

Und wenn ich nicht gleich eine Antwort wahrnehmen kann, gehe ich davon aus, dass ich sie später bekommen werde, von innen oder von außen auf mich zukommend...

Dann danke ich den beiden Persönlichkeitsanteilen und lasse ihre Bilder sich wieder auflösen...

Und ich verspreche mir, besonders in nächster Zeit aufmerksam darauf zu achten, wie sich die nunmehr bewusst gemachte Beziehung zwischen meiner inneren Frau und meinem inneren Mann in meinem Alltag, meinen Beziehungen und anderen Belangen auswirkt...

Heute laufe ich mein Können

Ich kann alles, was ich wirklich (in meinem Herzen) will – wenn ich nur daran glaube.

Oft ist allerdings mein mangelnder Glaube an mich so stark, dass er all die Fähigkeiten und Talente, all die Stärken und Anlagen, die in mir bereit wären, zum Ausdruck zu kommen, brach liegen und nicht zur Geltung kommen lässt.

Das kann sich ändern, wenn wir uns bewusst mit diesem Thema auseinandersetzen.

Ja, wir können lernen, an uns zu glauben und damit das ganze Potential, das auf seine Verwirklichung wartet, aus seinem Dornröschenschlaf zu befreien...

Nachdem ich heute losgelaufen bin, frage ich mich, was ich alles gut kann... ich lasse mir Zeit, eine ganze Menge solcher Dinge zu finden.

Auch wenn es scheinbar nur Kleinigkeiten sind, ich werde mir all dessen bewusst...

Dann frage ich mich, was ich alles gern könnte, aber (noch) nicht zu können glaube.

Und ich finde jeweils jemanden, der dies so kann, wie ich es mir auch für mich wünschen würde.

* Worin unterscheide ich mich jeweils von diesen Menschen?

* Könnte ich von ihnen lernen?

* Wenn ja: was?

Nun suche ich mir einen dieser Punkte aus und visualisiere mich in einer Situation, in der mir dieses Können nützen könnte, und sehe und erlebe mich im idealen Ausdruck dieser – zumindest in meiner Vorstellung – neu entwickelten Stärke.

Wie fühle ich mich dabei?

Und wie reagiert meine Umwelt auf mich?

Nun frage ich mich noch einmal, was ich alles kann – höchst wahrscheinlich werden mir nun aufgrund des Gesetzes der Anziehung noch mehr solcher Dinge einfallen.

Auch heute kehre ich nach dem Laufen mit dem Gefühl heim, etwas Wertvolles hinzu gewonnen zu haben.

Heute laufe ich die Bedeutung einer Krise

Eine Krise zu haben oder in einer Krise zu sein bedeutet, dass manches, vieles oder alles in unserem Leben zusammenbricht und eine neue Ordnung sich etablieren möchte.

Und die Zwischenzeit, wenn das Alte „gestorben" und das Neue noch nicht erkennbar ist, wirkt oft sehr schmerzhaft und belastend.

Die folgende Laufübung mit ihrer Rückschau mag Ihnen helfen, eine solche Zeit bewusster und damit leichter zu durchleben.

Während des heutigen Laufens erinnere ich mich an einige große Lebenskrisen, die ich – wie auch immer – bewältigt habe.

Und ich finde für jede von ihnen ein Symbol: irgendein Bild oder eine Szene, wodurch die jeweilige Krise gut charakterisiert wird.

- *Die Zerstörung, die damit einher ging,*
- *die Schmerzen, die ich hatte,*
- *die Angst, die mich lähmte*
- *und die Verzweiflung, mit der ich zu kämpfen hatte...*

Dann suche ich einen Zusammenhang zwischen diesen Symbolen:

* Kann ich einen roten Faden in meiner Konfrontation und Bewältigung von Krisen erkennen?

* Kann ich rückblickend erkennen, dass während solcher Krisen etwas in mir ans Tageslicht kommen, ein neuer Teil von mir geboren werden wollte?

Vielleicht erkenne ich dies leichter, wenn ich mehrere solcher Situationen in meiner Vorstellung nebeneinander stelle und betrachte.

* Wie habe ich bisher auf Krisen reagiert?

* War ich bereit, die Verantwortung für mich und die jeweilige Situation anzunehmen?

* Oder habe ich mich als hilfloses Opfer gesehen und gefühlt?

* Hatte ich die Tendenz, mich in mein Leid hineinzusteigern und in Selbstmitleid zu schwelgen?

* Habe ich versucht, Zeit zu gewinnen und die Krise zu ignorieren?

* Konnte oder wollte ich die alten Muster nicht loslassen?

* Hat sich im Laufe der Zeit etwas in meinen Reaktionen auf Krisen – meinen Bewältigungsstrategien – verändert?

* Gab es in meinem Verhalten eine gewisse Entwicklung?

* Habe ich aus meinen Krisen gelernt?

Wenn ich nun das soeben Erkannte auf meine derzeitige Krise anwende:

* Hilft mir das, sie bewusster und reifer zu bewältigen?

Auch nach dem heutigen Laufen mag es sein, dass ich mich erleichtert fühle – wenn es so ist, so nehme ich dies bewusst an und bin dankbar dafür.

Heute laufe ich mein Lachen

„Lachen ist die beste Medizin" – ein wahres Wort!

Wir wissen heute, dass wir im echten Lachen – jenem, das tief aus unserem Herzen kommt – Endorphine ausschütten: jene körpereigenen Kokain ähnlichen Stoffe, die uns glücklich machen (ohne verheerende Nebenwirkungen) und uns sogar heilen können.

Dazu verweise ich Sie auf das Buch „Anatomy of an Illness" von Norman Cousins, der sich von einer schweren Stoffwechselerkrankung durch sein Lachen geheilt hat und diese Heilung in seinem Buch schildert.

Mittlerweile gibt es sogar einen eigenen Wissenschaftszweig der sich mit der umfassenden Wirkung unseres Lachens auf unsere Gesundheit befasst: die Gelotologie!

Heute erlaube ich mir, während des Laufens herzlich zu lachen dazu überlege ich mir schon im Vorhinein etwas, was mich zum Lachen bringen könnte, und stelle es mir dann während des Laufens vor.

Sei es nun ein Witz, den ich sehr lustig fand; eine Situation, die mir komisch vorkam; eine Reaktion, die mich zum Lachen brachte; ein Bild, das mich erheitert hat; oder irgendeine Situationskomik...

Diese Erinnerung präge ich mir fest ein, damit ich sie jederzeit zugänglich habe, wenn ich Grund zum Lachen brauche: dazu versetze ich mich ganz in sie hinein und mache dann eine bestimmte Geste oder Bewegung, die jederzeit wiederholbar ist, und mit der ich meine komische Erinnerung – wie einen bedingten Reflex – jederzeit abrufen kann.

Wenn es mir peinlich ist, von anderen bei dieser Laufübung beobachtet zu werden, trachte ich danach, heute eher dort zu laufen, wo ich möglichst alleine bin.

Oder ich kann auch so tun, als würde ich über mein Handy telefonieren...

Andererseits wäre es eine gute Tat, wenn ich mich anderen nicht entziehen würde, denn mein Lachen kann ansteckend wirken – was auch immer andere über mich denken mögen, ist letztlich vollkommen egal.

Wenn mein Lachen von Herzen kommt und echt ist, wird es unweigerlich auch andere zum Lachen anregen; und damit wirke ich heilsam auf all jene ein, die mir heute beim Lach-Laufen begegnen.

Und ich beobachte, wie ich mich heute beim Laufen fühle:

* Laufe ich leichter?

* Macht mir das Laufen noch mehr Vergnügen als sonst?

* Und wie geht es mir, wenn der Funke überspringt und andere mein Lachen übernehmen?

* Zuerst vielleicht etwas merkwürdig berührt, dann aber immer freier und offener herzlich lachend?

Heute laufe ich eine Lebensverbesserung

Nachdem ich mich heute laufend auf den Weg gemacht habe, sage ich mir mehrmals:

„Ich glaube, dass alles möglich ist, was meinem Lebensplan nicht widerspricht. Ich kann alles, was ich wirklich und von Herzen will!"

Dann überlege ich, was in meinem momentanen Leben generell verbessert werden könnte.

* Und wie sollte jeweils die endgültige Lösung dieses Problems aussehen?

* Was kann ich tun, um diese herbeizuführen?

Dann visualisiere ich meine ideale Lösung in allen Details und unter Einbeziehung all meiner Sinne...

Weiters frage ich mich, was von all dem innerhalb der nächsten Monate verbessert werden könnte.

* Und wie sollte dann jeweils die endgültige Lösung dieses Problems aussehen?

* Was kann ich tun, um diese herbeizuführen?

Ich visualisiere meine ideale Lösung in allen Details und unter Einbeziehung all meiner Sinne...

Nun erweitere ich meine Perspektive und frage mich, was von meinen Verbesserungswünschen innerhalb des nächsten Jahres realisierbar ist.

* Und wie sollte letztlich die endgültige Lösung dieses Problems aussehen?

* Was kann ich tun, um diese herbeizuführen?

Ich visualisiere meine ideale Lösung in allen Details und unter Einbeziehung all meiner Sinne...

Und welche Verbesserung könnte ich innerhalb der nächsten drei Jahre verwirklichen?

Und wie sollte die endgültige Lösung dieses Problems aussehen?

Was kann ich tun, um diese herbeizuführen?

Ich visualisiere meine ideale Lösung in allen Details und unter Einbeziehung all meiner Sinne...

Dann lasse ich all das los und vertraue darauf, dass mein Unterbewusstsein mich bei den entsprechenden Lösungen begleiten und dort, wo es nötig ist, führen wird.

Heute laufe ich liebevolle Gedanken an einen geliebten Menschen

Ihr tägliches Laufritual ist eine wunderschöne Gelegenheit, sich einem Menschen zu widmen, der vielleicht nicht direkt greifbar ist; oder aber einem, den Sie mit Ihrer mentalen Zuwendung überraschen möchten; oder aber jemandem, dem Sie Ihre Zuneigung in der Realität (noch) nicht zeigen können oder wollen.

Es gibt auch Beziehungen, die stark von Missverständnissen geprägt sind, wenn die verbale Kommunikation vorherrscht – auch in diesen Fällen ist dieses Ritual sehr hilfreich.

Ehe ich loslaufe, überlege ich, welchem Menschen ich mich heute in meinem Laufen ganz und gar widmen möchte.

Dazu visualisiere ich ihn/sie vor mir oder auch neben mir laufend – und ich stelle mir vor, wie ein starker Liebes-Licht-Strahl aus meinem weit geöffneten Herzen diese Person einhüllt...

In welcher Farbe auch immer: sei es in leidenschaftlichem Rot, sei es in harmonisierendem Rosa oder ausgleichendem Grün, sei es auch in strahlendem Weiß, sei es in stärkendem Gelb oder auch in heilsam beruhigendem Blau...

Welche Farbe auch immer mir richtig erscheint, ich lasse sie aus mir heraus strahlen und diese Person einhüllen...

Dann stelle ich mir vor, was dieser Mensch sich wünschen könnte und erfülle ihm/ihr diesen Wunsch in meiner Vorstellung... wohl wissend, dass dieser Wunsch nur dann in Erfüllung gehen wird, wenn dies für diesen Menschen richtig und gut ist.

Dankbar sehe ich ihn/sie vor mir, wie er/sie sich über die Erfüllung seines/ihres Wunsches freut und kann mich von Herzen mit ihm/ihr freuen... und genieße diese Mitfreude in vollen Zügen.

Dann wünsche ich dieser Person noch Gesundheit und Wohlbefinden... und ein gutes Weiterkommen auf seinem/ihrem Weg...

Mein heutiges Laufen mag besonders beschwingt sein, weil letztlich alles, was ich anderen wünsche, zu mir zurückkehrt – sofern dies nicht meine ursprüngliche Motivation war.

All das, was ich schenke, wird mir geschenkt...

All das, was ich wünsche, wird mir gewährt...

All das, was ich für andere tue, wird auch irgendjemand für mich tun...

Zumindest sofern ich meine Zuwendung bedingungslos schenke, also nicht darauf warte, dass etwas zurückkommt – geschweige denn es fordere.

Heute laufe ich Loslassen

So wie im Herbst die Bäume ihre abgestorbenen Blätter loslassen müssen, um im Frühjahr wieder neu austreiben zu können, so sollten auch wir immer all jene und jenes loslassen, die/das unserer Weiterentwicklung im Wege steht, unsere Zufriedenheit untergräbt und unsere Freude lähmt...

Während ich heute laufe, kann ich mir die verschiedensten Loslass-Prozesse durch den Kopf gehen lassen, die in der Natur notwendig sind, um Leben möglich zu machen: fallende Herbstblätter, abgelegte Schlangenhäute, abgeworfene Knospenhüllen, zurückgelassene Schmetterlingspuppen, losgelassene Samen, ausgeschiedene Stoffwechselendprodukte, Befreiung in der Geburt und Abnabelung, gelegte Eier, ausgeatmete Atemluft, abgeschilferte Hautschuppen, fallender Regen und Hagel...

Dann frage ich mich, was für mich ganz persönlich „loslassen" bedeutet.

Und weiter:

* Was in meinem derzeitigen Leben sollte, könnte, möchte ich loslassen, um mich freier und leichter zu fühlen, um unbeschwerter weiter schreiten zu können, um mehr Kraft und Energie für neue Vorhaben und Aufgaben zur Verfügung zu haben?

* Welche Beziehungen sollte, könnte, möchte ich loslassen?

* Was im Bereich meiner Arbeit sollte, könnte, möchte ich loslassen?

* Welche überholten Verpflichtungen sollte, könnte, möchte ich loslassen?

* Was innerhalb meines Wohnbereiches sollte, könnte, möchte ich loslassen?

* Welche alten Emotionen sollte, könnte, möchte ich loslassen?

* Was von meinem Körper sollte, könnte, möchte ich loslassen?

Um mich zu motivieren, rufe ich mir in Erinnerung, was ich schon alles in meinem bisherigen Leben losgelassen habe.

* Und wie ging es mir jeweils dabei?

* Und wie ging es mir danach?

Dann wende ich mich aber auch jenen Dingen zu, die ich (noch) nicht loslassen möchte – auch wenn sie vielleicht schon überholt sind, und ich sie nicht mehr wirklich brauche.

Und ich stehe voll und ganz dazu, dass ich diese Entscheidung für mich treffe:

„Ich will dies und das heute (noch) nicht loslassen!"

Für all jenes, was loszulassen ich mich entschieden habe, gibt es verschiedene Möglichkeiten, mir mein Loslassen in einem Ritual vorzustellen:

* Ich kann beispielsweise alles in einen imaginären Sack packen und diesen in einem tiefen Gewässer versenken; oder ihn von einem fließenden Gewässer davon tragen lassen.

* Ich kann ihn dem Feuer übergeben, das dann all das, was ich in meinem Leben nicht mehr brauche, verbrennt.

* Oder ich kann ihn auch dem Wind preisgeben, der all das, was ich nicht mehr brauche, davon bläst und vielleicht, wie eine Wolke in Luft auflöst.

* Ich kann mir vorstellen, wie der Vakuumschlucker aus dem Film „Yellow Submarine" vorbeikommt und diesen Sack verschluckt...

Ich kann mir auch vorstellen, all das, was ich loslassen möchte, sei wie eine abgestorbene Haut, die ich nun in meiner Imagination abstreife wie eine sich häutende Schlange...

Wenn Schlangen mir nicht so liegen, kann ich stattdessen auch ein altes Kleidungsstück imaginieren, das ich einfach ausziehe und zurücklasse...

Oder ich kann mir vorstellen, das Loszulassende sei wie ein Klotz am Bein, der vielleicht mit einer Kette mit Schloss an mir befestigt ist – und den ich nun einfach von mir entferne, indem ich das Schloss öffne; mit dem passenden Schlüssel, den ich vielleicht längst in der Tasche trage, oder den mir ein vorbeifliegender Vogel schenkt, oder den mir ein Engel oder eine gute Fee übergibt...

Ich kann das, was ich loslassen möchte, auch wie ein Gewächs sehen, das irgendwo in meinem Körper sitzt, und dass ich mit einer Art Endoskop aus mir herausfische; oder von einem anderen, dem ich ganz vertrauen kann, entfernen lasse...

Und auch nach dem heutigen Loslass-Laufen fühle ich mich frei und leicht wie ein Vogel.

Lassen Sie auch hier Ihrer Phantasie freien Lauf und stellen Sie sich dieses Loslassen genauso vor, wie es Ihnen angenehm ist, und vor allem auch wirksam!

Heute laufe ich mich selbst

Wer bin ich eigentlich?

Haben Sie sich diese Frage schon einmal bewusst gestellt?

Oft lernen wir uns selbst besser kennen, wenn wir uns einem anderen Menschen beschreiben – der Prozess des In-Worte-Fassens ist oft ein sehr klärender, in die Tiefe gehender und aufschlussreicher.

Während ich laufe, stelle ich mir vor, jemand, der mich nicht kennt, dessen Einschätzung meiner Person mir aber sehr wichtig ist, liefe mit mir, und ich hätte nun die Aufgabe, mich ihm/ihr in meiner Idealversion zu beschreiben.

So beschreibe ich mich in meinem besten Licht, ohne von der Wahrheit abzuweichen, also in etwa „so, wie Gott mich gemeint haben könnte"...

Und während dieser Beschreibung frage ich mich jeweils bei den einzelnen Punkten, wo ich gerade auf dem Weg zur Realisierung dieser Ideal-Version stehe...

Und was von all dem Beschriebenen – meinem Potential – ich bereits verwirklicht habe.

Und was noch fehlt beziehungsweise gerade „in statu nascendi" ist.

Diese Übung vermittelt mir ein Gefühl von mehr Nähe zu mir selbst und ist daher sehr förderlich.

Heute laufe ich ein Orakel

Wenn ich eine Frage habe, die mich beschäftigt, bei der ich nicht und nicht weiterkomme; oder wenn ich vor einer Entscheidung stehe und mich für keine der gegebenen Alternativen erwärmen kann (oder aber für beide oder alle), dann kann ich diese Frage zum Laufen mitnehmen.

Dies ist eine Alternative zu meinen Empfehlungen im Kapitel „Heute laufe ich eine Entscheidung".

Orakel sind eine Art Dialog mit der inneren Stimme; und sie eignen sich als Hilfen bei der Entscheidungsfindung, zur Standortbestimmung und zum besseren Verständnis einer etwas verwirrenden Lebenssituation; oder aber zur Auslotung einer Beziehung...

Um eine geeignete Antwort zu bekommen, ist es wichtig, die richtige Frage zu stellen: wenn ich nicht spontan eine Frage auf dem Herzen habe, kann ich beispielsweise fragen:

„Wo stehe ich jetzt?"

„Welchen Einflüssen bin ich derzeit ausgesetzt?"

„Wo liegt die Blockade auf meinem Weg?"

„Was bedeutet diese Krise?"

„Was will mir diese Krankheit sagen?"

„Woran halte ich fest?"

„Was sollte ich loslassen?"

„Was soll ich derzeit lernen?"

„Was bedeutet diese Beziehung für mich?"

„Was kann ich aus dieser Begegnung lernen?"

„Was spricht für die eine Alternative, was für die andere?"

„Was spricht jeweils dagegen?"

„Was sagt mein Kopf dazu?"

„Was sagt mein Herz dazu?"

Orakel beschreiben keine Ereignisse, sondern weisen auf Einflüsse, Möglichkeiten und verborgene Motive hin – die Qualität des Augenblickes also, um den sich Ereignisse im Innen und im Außen bündeln.

Gelingt es uns, in die tiefere Bedeutung des Augenblickes einzudringen, können wir die sich entwickelnde Zukunft bewusst gestalten und werden so in voller Verantwortung wahrlich „unseres Glückes Schmied".

Orakel sind ein Weg, das Unterbewusstsein sprechen zu lassen. Die obligate Weise des Unterbewusstseins, etwas zu vermitteln, und ebenso die Zukunft zu skizzieren, ist die symbolische – in Form von Bildern also.

Einzige Fehlerquelle ist dabei immer nur unsere Interpretation.

Orakel geben ein symbolisches Bild des zukünftig zu Erwartenden, und ein Symbol kann ja immer auf viele verschiedene Arten gedeutet werden; aber im Grunde hat jede Deutung ihre Berechtigung – die Frage ist nur, ob sie hilfreich ist.

Im Grunde sind Orakel wie Katalysatoren, die uns bewusst machen, was wir ohnehin schon tief im Inneren wissen. Das Unterbewusstsein kennt die Zukunft, es kennt die Vergangenheit und weiß viel besser über andere Menschen Bescheid als unser Bewusstsein.

Nützen Sie Ihre selektive Wahrnehmung, um die richtige Antwort auf Ihre Frage oder die richtige Wahl in einer Entscheidungs-Situation zu finden.

Wenn ich heute laufe, achte ich sehr bewusst auf Zeichen, die mir meine Umgebung gibt. Dazu ist es wichtig, ganz entspannt zu sein und möglichst nichts zu erwarten, aber vor allem auch nichts zu erzwingen.

Unsere Innere Stimme spricht immer zu uns, wenn wir uns ihr hingeben; wenn wir also aufnahmefähig und empfänglich werden für ihre Botschaften.

So denke ich möglichst entspannt an meine heutige Frage, mache meinen Blick unscharf, indem ich ihn in die Ferne fokussiere, und laufe locker und weich meine Bahnen...

Und irgendwann kommt der Augenblick, in dem „mir etwas ins Auge fällt", so als würde es meinen Blick magisch anziehen...

Und das, was ich da sehe oder sonst wie wahrnehme – denn es muss nicht unbedingt ein optischer Eindruck sein –; also das, was sehr deutlich in meinen Wahrnehmungsfokus tritt, was mir auffällt und mich anspricht, erweckt Assoziationen, die mir bei der Beantwortung meiner Frage weiterhelfen...

Diese Übung mag anfangs nicht leicht sein, weil wir so sehr dazu tendieren, alles unter unserer Kontrolle zu haben; weil wir alles „machen" wollen – aber hier geht es tatsächlich darum, etwas „möglich zu machen", „etwas zuzulassen", also „uns bereit zu machen".

Und das ist eine Haltung, die viele von uns erst wieder lernen müssen – aber glauben Sie mir, es lohnt sich!

Heute laufe ich
den Brief an ein krankes Organ

Kennen Sie diesen Spruch?

Sagt die Seele zum Körper:

„Geh du voraus mit einer Krankheit, mir glaubt er/sie nicht!"?

Krankheiten, Unpässlichkeiten und Funktionsstörungen unseres Körpers oder eines Organsystems sind Botschaften, die unsere Seele uns schickt, um uns zu einer Umkehr oder zumindest Richtungsänderung zu bewegen, wenn wir uns auf unserem Weg in eine Sackgasse oder auch auf einem Umweg befinden.

Wenn wir unseren Körper und seine Organe als belebte Wesen ansehen, können wir in einen sehr fruchtbaren Dialog mit ihnen treten, der uns hilft, Botschaften besser zu verstehen.

Mehr zu diesem Thema finden Sie auch in meinem Buch „Selbstheilungskräfte aktivieren in Gesprächen mit dem Körper".

Diese Laufübung empfiehlt sich besonders dann, wenn wir an etwas leiden und noch nicht verstehen, was uns damit verständlich gemacht werden soll.

Aber sie kann auch hilfreich sein, wenn wir die Botschaft bereits verstanden haben und dennoch in einen Dialog mit dem entsprechenden Teil unseres Körpers treten wollen, um vielleicht noch nähere Hinweise zu bekommen; oder auch unserem Organ danke zu sagen, dass es uns geholfen hat, etwas zu erkennen, um damit vielleicht Schlimmeres zu vermeiden.

Während des heutigen Laufens konzentriere ich mich auf mein krankes Organ oder mein gestörtes Organsystem und konzipiere einen Brief, in dem ich es um einen Rat bitte, der mir zu besserem Verständnis der entsprechenden Botschaft verhilft.

Dazu stelle ich mir dieses Organ oder Organsystem vor, so gut es mir – meinem Informationsstand entsprechend – möglich ist, und nehme den Dialog auf.

Ich frage, was es mir sagen möchte, und wie ich weiter handeln soll; was es sich also von mir wünschen würde, womit es vielleicht nicht zufrieden ist...

Dann versetze ich mich in das Organ oder Organsystem und antworte mir in meiner Vorstellung...

Und ich nehme mir vor, nach dem Laufen diese beiden Briefe „real" zu schreiben.

Dazu schreiben Sie Ihre Fragen an das kranke Organ oder das gestörte Organsystem mit Ihrer dominanten (meist der rechten Hand) und wechseln Ihr Schreibgerät in die nicht-dominante (meist die linke) Hand; und bieten diese Ihrem Dialogpartner als Sprachrohr.

Dies fördert neue Informationsinhalte zutage, die Sie bloß über die rechte Hand nicht zugänglich haben.

Wenn Sie sich etwas schwer tun, sich einen Dialog mit einem Ihrer Organe vorzustellen – geschweige denn, dass dieses in einem Brief antwortet –, können Sie diesen Prozess blockieren. Vielleicht gestatten Sie sich nicht gern etwas, woran Sie nicht glauben.

Tatsächlich ist die nicht-dominante Hand direkter mit Ihrer kreativen rechten Gehirnhälfte verbunden und tut sich daher leichter, die „logischen Einwände Ihrer Vernunft" zu umgehen und einfach offen zu sein für das, was zum Ausdruck kommen möchte.

Also seien Sie einfach offen!

Heute laufe ich meine Vorlieben

Um uns in unserer ganzen Besonderheit zu verwirklichen, ist es hilfreich, immer wieder unsere Präferenzen zu hinterfragen, unsere Vorlieben und Interessen in allen Lebensbereichen, und (wieder) zu erkennen, wohin unser Innerstes tendiert.

Diese Signale unserer inneren Stimme sind oft sehr leise und gehen daher leicht im lauten Gewirr unseres Alltags mit all den Ansprüchen, die vor allem andere – aber auch unser eigener innerer Antreiber – an uns stellen, unter.

Aber sie sind wichtige Wegweiser zu einem glücklichen und zufriedenen Leben, und wir sollten ihnen viel öfter folgen – auch wenn es manchmal Mut erfordern mag, die entsprechenden Schritte zu tun.

Diese Laufübung ist vor allem dann dringend angeraten, wenn Sie Ihren Weg im Leben noch nicht gefunden haben, wenn Sie vor der Berufswahl oder auch einer größeren Umstellung stehen – diesen Wegweisern zu folgen wird Sie zweifellos in die richtige Richtung führen.

Heute wende ich mich während des Laufens meinen Vorlieben zu – dazu stelle ich mir einige Fragen wie:

* *Was mache ich gern?*

* *Was kann ich (besonders) gut?*

* *Wobei lacht mein Herz?*

* *Bei welchen Tätigkeiten fühle ich mich daheim?*

* *Wie könnte ich diese kombinieren?*

* *Wobei vergesse ich Zeit und Raum?*

* *Wofür mag ich Bestätigung, ohne sie jedoch zu brauchen?*

* *Welche Beschäftigungen liebt mein Inneres Kind?*

Was habe ich als Kind am liebsten gemacht?

Gibt es einen Beruf, in dem möglichst viel von dem, was ich gern und gut mache, Raum zur Verwirklichung hat?

Was nehme ich mir „für meine Pension" vor – dann, „wenn ich viel, viel Zeit haben werde"?

Und könnte ich das nicht auch heute schon tun?

Warum nicht?

Heute kehre ich mit einigen Impulsen vom Laufen heim und setze das eben Erkannte möglichst gleich um.

Ist dies nicht unmittelbar möglich, verspreche ich mir, es nachzuholen, sobald sich die Möglichkeit ergibt – und ich werde keine Ausreden zulassen.

Bis dahin schwelge ich in meiner Vorstellung in den neuen Perspektiven.

Da mein Gehirn nicht unterscheiden kann, ob ich etwas tatsächlich erlebe oder mir bloß vorstelle, kann ich damit erfolgreich Realität gestalten – denn Gedanken schaffen gemäß dem Gesetz der Anziehung Realität.

Heute laufe ich meine Problembewältigung

Wenn es gerade ein Problem in Ihrem Leben gibt, eignet sich das tägliche Laufen gut als Gelegenheit zur Bearbeitung.

Vor allem die Tatsache, dass es im Laufen zu einer verbesserten Integration Ihrer beiden Gehirnhälften kommt, erweist sich als höchst nützlich zur Bewältigung von Problemen, weil Sie dadurch weit mehr Ihr geistiges Potentials ausschöpfen können: Sie sind kreativer und offener für neue Lösungen und haben einen klareren Zugang zu Ihrer Intuition...

So nehme ich heute mein Problem in mein Laufen mit und beginne damit, ein passendes Symbol dafür zu finden: ein Bild oder eine Szene oder eine Situation, die mein heutiges Thema möglichst präzise charakterisiert:

"Mein Problem ist wie ..."

Und in dieses Symbol lebe mich während des Laufens ganz und gar hinein, um es mit all meinen Sinnen und in allen Details zu erforschen.

Wenn ich beispielsweise mein Problem mit einer "eisernen Jungfrau" assoziiere, frage ich mich, wie genau diese aussieht, wie sie sich anfühlt, wie sie sich anhört, ja vielleicht sogar, wie sie riecht und schmeckt.

Dann erlaube ich mir weitere Assoziationen zu diesem Symbol – im Beispiel mit der "eisernen Jungfrau" könnte ich "kalt", "hart", "dunkel", "jede Bewegung tut weh", vielleicht auch "Angst" oder "Einsamkeit" assoziieren...

Und ich formuliere diese Assoziationen; so sage ich mir beispielsweise:

"Mein Problem ist wie das Eingesperrt-Sein in einer eisernen Jungfrau, und ich weiß nicht, was ich machen soll, um mich zu befreien. Ich fühle mich allein, einge-

sperrt, jede Bewegung tut weh, und ich fühle Panik in mir aufsteigen. Zwar scheint hier alles ruhig, aber das ist eine tödliche Ruhe..."

Nun stelle ich mir vor, wie auf symbolischer Ebene die mögliche Rettung aussehen könnte; also die Lösung.

Dies kann etwas nach logischen Gesichtspunkten Mögliches sein: jemand, der vorbei kommt und mein verzweifeltes Rufen hört, oder etwas scheinbar Unmögliches wie eine rettende Fee, ein vom Himmel gesandter Engel, oder was auch immer meine Phantasie mir an Bildern schenkt.

Es kann aber auch sein, dass ich erkenne, dass dieses eiserne Gefängnis gar nicht ganz geschlossen ist, und ich es vielleicht sogar selbst öffnen kann...

Und ich lasse meiner Vorstellung freien Lauf, um in meiner Imagination diese „Rettung" wirklich zu erleben.

Wenn mir dies geglückt ist, kehre ich zu meinem logischen Denken zurück und frage mich, was dieses Symbol und die symbolische Rettung mit meinem Problem zu tun hat; und welche neuen Einsichten meine symbolische Sicht mir ermöglicht.

Vielleicht hat mir diese neue Sicht ein Aha-Erlebnis beschert; oder aber mir ist ein Detail aufgefallen, das ich bisher übersehen habe, und das mir entscheidend bei der Lösung helfen kann...

Dann danke ich meinen kreativen Anteilen für ihren Beitrag zur Problemlösung.

Und lasse dann mein Problem los – im festen Vertrauen darauf, dass meine heutige Horizonterweiterung mir weiterhelfen wird, lege ich es ad acta und genieße nur mehr die Schönheit meiner Umgebung und das wohlige Gefühl meines bewegten Körpers...

Heute laufe ich
mein Rendezvous mit mir selbst

Während des heutigen Laufens verwöhne ich mich einmal so, wie ich es mir von anderen wünschen würde – damit schaffe ich ein geistiges Muster, das sich durchaus auch in der materiellen Realität verwirklichen kann, wenn ich dazu bereit bin und mich dessen als wert erachte.

Während ich heute laufe, stelle ich mir vor, ich hätte ein Rendezvous mit dem oder der liebevollsten und aufregendsten Partner oder Partnerin, den oder die ich mir nur vorstellen kann.

Um mich darauf vorzubereiten, nehme ich ein luxuriöses Bad, suche einen besonderen Duft aus, mit dem ich mich parfümiere, richte mir die Haare und schminke mich gegebenenfalls.

Dann ziehe ich mein elegantestes Gewand an und geh in ein ganz besonderes Restaurant, wo ich meinen Verehrer oder meine Verehrerin treffen werde.

Dann versetze ich mich abwechselnd in mich selbst oder die andere Person.

Wenn ich gerade in meiner Rolle bin, genieße ich die Komplimente und das Verwöhnt-Werden; und wenn ich mich in mein Gegenüber hineinversetzt habe, sehe ich mich selbst glücklich strahlend und sehr verliebt...

Wir unterhalten uns glänzend und führen interessante und anregende Gespräche...

Und immer wieder wandere ich mit meiner Aufmerksamkeit zwischen mir und meinem Gegenüber hin und her...

Nach dem Essen gehen wir vielleicht noch etwas spazieren... Arm in Arm, in erfüllender und aufregender Nähe, eingehüllt in eine Aura gegenseitiger Liebe...

Ich spüre deutlich dieses Geben und Nehmen... Liebe ausströmen und empfänglich annehmen...

Dabei lasse ich meiner Phantasie freien Lauf, wie weit auch immer sie gehen möchte...

Wir unternehmen all das, was ich mir wünschen würde, gäbe es keine Beschränkungen und könnte sich all das verwirklichen, was mich glücklich machen würde...

So setze ich die Saat für die ideale Verwirklichung in meinem Leben.

Heute laufe ich meine Rettungen

In jedem Leben gibt es Situationen, wo etwas wie eine göttliche Hand einzugreifen scheint, wo ein Schutzengel uns vor dem Schlimmsten oder zumindest vor Schlimmerem bewahrt, oder auch wo ein (fremder) Mensch uns aus einer gefährlichen Situation rettet.

Das sind Anlässe, zutiefst dankbar zu sein und das Vertrauen in unsere kosmische Geborgenheit zu stärken.

Während des heutigen Laufens lasse ich alle Situationen meines bisherigen Lebens an meinem geistigen Auge vorüberziehen, in denen ich das Gefühl hatte (oder auch erst später das Gefühl gewonnen habe), dass eine Höhere Macht mich gerettet hat – sei es direkt, sei es auch, indem sie mir einen helfenden Menschen geschickt hat...

Das kann eine ernste Krankheit gewesen sein, die ich überstanden habe, ein schwerer Unfall, den ich überlebt habe, oder einer, dem ich knapp entkommen bin, wie zum Beispiel ein Flugzeugabsturz, dem ich entgangen bin, weil ich kein Ticket mehr bekommen habe...

Und wenn ich mich nacheinander in diese Szenen hineinversetze, kann ich mich fragen, wie sich das damals jeweils angefühlt hat:

* Habe ich damals gefühlt, dass eine schützende Hand über mir liegt?

* Habe ich wahrgenommen, dass ich in der Schöpfung geborgen bin, und mir nichts geschehen kann, was nicht in meinem Plan liegt?

* Und was bedeuten diese Erfahrungen für meine Zukunft?

* Kann ich mein Vertrauen darauf aufbauen, dass ich auch bisher geborgen war im Kosmos?

Heute laufe ich
das, was ich Dir schon lange sagen wollte

Wir alle, auch die Extrovertiertesten unter uns, schlucken manches, was uns am Herzen oder auf der Zunge liegt – sei es aus Diplomatie, sei es aus Angst zu verletzten, sei es, um die Harmonie nicht zu gefährden, sei es auch aus der Angst missverstanden zu werden, oder auch bloß aus Bequemlichkeit...

Nur sollten wir uns im Klaren sein, dass all das nicht aus unserem Energiefeld entfernt ist, nur weil wir es ins Unterbewusstsein verschoben haben – im Gegenteil.

All das, was wir in dieser Art verdrängen, kostet enorme Energien, umso mehr, je brisanter das Thema ist, worum es dabei geht – Energien, die wir wahrlich nützlicher anwenden könnten.

Daher erweist es sich als durchaus sinnvoll, uns dieser „Leichen im Keller" zu entledigen.

Dort, wo es möglich ist, ist es sicher am sinnvollsten, das entsprechende Thema mit dem jeweiligen Menschen in einem möglichst ruhigen und liebevollen Gespräch direkt zu klären.

Wo dies nicht möglich ist – warum auch immer –, bietet sich als Alternative das, was wir der anderen Person zu sagen haben, in unserer Vorstellung zu klären.

Und das Laufen ist eine wunderschöne Möglichkeit für diesen sehr wirksamen Scheinmonolog, der in Wahrheit ja ein Dialog auf Seelenebene ist – denn auf der seelischen Ebene sind wir alle miteinander verbunden.

Also nehme ich in meiner Vorstellung die jeweilige Person heute in mein Laufen mit und sage ihr sehr liebevoll und mit großer Achtung – dabei aber sehr ehrlich – all das, was ich am Herzen habe; all das, was ich ihm/ihr schon lange sagen wollte, aber nicht zu können glaubte.

Und ich stelle mir vor, wie er oder sie sehr positiv auf meine Worte reagiert, offen auf meine Argumente eingeht, vielleicht auch den einen oder anderen Einwand anbringt...

Jedenfalls wird es ein Gespräch in gegenseitiger Liebe und Wertschätzung, am Ende dessen ich mich herrlich befreit fühle – ganz so, als wäre mir ein Stein vom Herzen gefallen.

* Vielleicht fällt mir durch diese Entlastung auch das Laufen heute sogar etwas leichter?

Und wenn ich dieser Person in nächster Zeit vielleicht wieder begegne, werde ich aufmerksam darauf achten, ob sich an ihrem Verhalten und an unserem Verhältnis etwas verändert hat... was sehr wahrscheinlich der Fall sein wird.

Heute laufe ich meine Selbstachtung

Um andere lieben zu können („Liebe Deinen Nächsten wie Dich selbst!"), müssen wir erst lernen, uns selbst zu lieben. Und um Liebe möglich zu machen, brauchen wir Selbstachtung – diese gilt es mit Geduld zu entwickeln!

Da es uns zumindest am Beginn dieses Prozesses leichter fallen wird, uns für etwas Bestimmtes zu achten, mag die folgende Übung sehr hilfreich sein.

Letztendliches Ziel sollte es jedoch bleiben, uns selbst bedingungslos lieben und achten zu lernen!

Ich suche zumindest 5 meiner persönlichen Qualitäten und Eigenschaften, für die ich mich achte, mit denen ich zufrieden bin und für die ich dankbar bin – und formuliere folgender Massen:

„Ich achte und schätze mich, weil ...!"

Und während ich mir das sage, erlaube ich mir, Dankbarkeit für diese Eigenschaften zu empfinden; auch wenn ich sie mir erst erarbeiten musste, weil sie mir nicht in die Wiege gelegt waren. Ich bin dankbar dafür, diese Eigenschaften als Werkzeug zur Lebensbewältigung zur Verfügung zu haben.

Dann erinnere ich mich an zumindest 5 besondere Leistungen, die ich erbracht habe und sage mir so oder so ähnlich:

„Ich bin stolz darauf, dass mir ... gelungen ist, dass ich ... geschafft habe, dass ich ... bewältigt habe...!"

Dann konzentriere ich mich auf jede einzelne dieser Leistungen und vergegenwärtige mir jeweils meinen Anteil daran und meinen Einsatz dafür:

- *wie hart ich arbeiten musste, um dies zu erreichen,*
- *welcher Zeiteinsatz und*

- *welche eventuellen Planungen nötig waren,*
- *welches persönliche Opfer ich dafür bringen musste...*
- *aber auch was mir dabei geholfen hat einerseits*
- *und was ich eher als schwierig und hinderlich empfunden habe auf der anderen Seite.*

Und ich denke über den Nutzen nach, den diese Leistung meiner Familie, meiner Firma, meinen Freunden oder auch anderen Personen gebracht hat.

Dabei erlaube ich mir, wirklich stolz zu sein auf diese Leistung und dieses Gefühl von Stolz in vollen Zügen zu genießen; und ich achte darauf, wo in meinem Körper ich mein Gefühl von Stolz vor allem wahrnehmen kann... und wie genau es sich anfühlt, welche Farbe es hat, welche Temperatur, welchen Geschmack und Geruch...

Und ich bin auch für dieses Gefühl dankbar!

Wenn ich nach diesem Laufen heimkomme, mag es sein, dass ich mich um ein oder zwei Zentimeter größer fühle (vielleicht bin ich es sogar tatsächlich) – und das ist durchaus in Ordnung.

Heute laufe ich Selbstliebe

„Liebe Deinen Nächsten wie Dich selbst", heißt es in der Bibel, aber allzu gern vergessen wir den zweiten Teil dieser Empfehlung.

Uns selbst – möglichst bedingungslos – lieben zu lernen ist wohl die unabdingbare Voraussetzung, auch andere ohne Forderungen und Erwartungen an ihr Verhalten und ihre Reaktionen zu lieben – und das wäre doch eigentlich unser Ziel!

Immer wieder höre ich, es sei nicht so wichtig, sich selbst zu lieben; und manche finden es gar nicht möglich – vor allem nicht in der Bedingungslosigkeit.

Ich selbst tat mir früher auch schwer damit. Wenn mir etwas gut gelungen war, ja, dann konnte ich mich für Augenblicke annehmen und manchmal sogar gern haben.

Aber bedingungslose Liebe zu mir selbst, zu diesem unvollkommenen und höchst fehlerhaften Geschöpf?

Nein!

Aber dann ist mir klar geworden, dass ich nicht etwas von anderen erwarten, verlangen oder mir nicht einmal wünschen könnte, wozu ich nicht selbst bereit bin.

Mein Gerechtigkeitssinn flüsterte mir zu:

„Wie kannst du von anderen erwarten, dass sie dich wahrhaft lieben, wenn du selbst nicht bereit bist dazu?"

Und das war für mich der Knackpunkt, denn das schien mir plausibel.

Und ab diesem Moment habe ich begonnen, an meiner bedingungslosen Selbstliebe zu „arbeiten", mich darum zu „bemühen" – nein, das sind beides Ausdrücke, die ich in diesem Zusammenhang gar nicht mag...

Vielleicht sollte ich besser sagen: bedingungslose Selbstliebe „zuzulassen", denn sie ist tief in uns durchaus angelegt; es gilt nur, sie von all dem Schutt, der sie verdeckt, zu befreien und freizulegen.

Sind wir nicht Kinder Gottes? Und mein Gott stellt keine Bedingungen für seine Liebe... also warum sollten wir es tun?

Unser tägliches Laufen ist eine wunderschöne Gelegenheit, diese bedingungslose Selbstliebe zulassen zu lernen.

Zuerst frage ich mich, in welchen Situationen es mir leichter fällt, mich zu lieben.

Und in welchen ich es schwieriger bis unmöglich finde.

* Mit welchen Menschen fällt es mir leichter

* Und mit welchen finde ich es schwieriger bis unmöglich?

* Was wirft mich in meinen Bemühungen, mich selbst bedingungslos zu lieben, immer wieder zurück?

* Wie zeige ich mir meine mangelnde Selbstliebe?

* Was hilft mir dabei, mich selbst zu lieben?

* Was müsste (s)ich in meinem Leben ändern, damit ich zu meiner Selbstliebe finde und in ihr bleibe?

* Wann habe ich mir zuletzt bewusst Liebe geschenkt?

* Welches Bild, welches Symbol, welche Metapher, welche Situation oder Szene assoziiere ich mit meiner bedingungslosen Selbstliebe?

Nun konzentriere ich mich auf mein Herz und erlaube ihm, sich weit zu öffnen... ich lasse Licht irgendeiner Farbe herausströmen und mich selbst einhüllen... bis ich in einem wunderschönen Liebes-Licht-Kokon eingehüllt bin... und ich genieße dieses Licht, das mich einhüllt und zugleich in mich eindringt und mich ganz und gar erfüllt... bis in alle Winkel meines Seins...

* Wie fühlt sich das an?

* Welche Farbe hat meine bedingungslose Liebe zu mir selbst?

* Woran erkenne ich am sichersten, dass ich „in meiner Liebe (zu mir selbst)" bin?

Dann überlege ich, wie ich mir meine Selbstliebe zeigen könnten – und finde dafür zumindest zehn Möglichkeiten.

Und ich verspreche mir, diese in allernächster Zeit auch zu verwirklichen.

Heute laufe ich mit meinen Sinnen

Unsere Sinnessysteme liefern ständig unzählige Eindrücke; aber es gibt ein spezielles Gehirnzentrum, das die meisten ausfiltert und uns auf diese Weise nicht bewusstwerden lässt.

Wäre dies nicht der Fall, würden wir in der Flut der Informationen untergehen.

Allerdings geht uns durch diesen Filter – dessen Hauptkriterium Überleben ist, und der die Eindrücke natürlich sehr selektiv in dieser Richtung ausfiltert – manches verloren, was uns zumindest Freude bereiten könnte; wenn nicht sogar wichtige Einsichten brächte, würden wir uns dessen bewusst.

Das tägliche Laufen ist eine wundervolle Gelegenheit, das Bewusstsein unserer Sinne zu schulen und zu erweitern.

Ich kann mich beim Laufen jeweils nur auf einen Sinn konzentrieren (siehe dazu die folgenden Anregungen), oder aber mich mehreren zugleich zuwenden, vielleicht sogar nach und nach auch lernen, alle gleichzeitig wahrzunehmen – also Synästhesie zu erleben.

Heute laufe ich mein Sehen

Wir sind vorwiegend Augen-Menschen – der Gesichts-Sinn ist in unserem Kulturkreis und in unserer Epoche eindeutig dominant. Joachim-Ernst Behrendt bezeichnet in seinem Buch „Nada Brahma – die Welt ist Klang" das Sehen als einen Yang-Sinn, einen männlichen.

Jedenfalls ist das Sehen extrovertiert und erobernd: wir werfen einen Blick. Nur tun wir es zumeist nicht sehr bewusst und werden uns meist nur jener optischen Eindrücke gewahr, auf die unser Blick gerade – zufällig – fällt.

Lernen wir, bewusster mit unserem Sehen umzugehen und einen neuen Selektionsmechanismus einzuschalten, dessen Kriterium weniger Überleben ist, als Ent-Faltung, Ent-Wicklung, Ver-Wirklichung – dann wird unser Sehen zu einem unerschöpflichen Quell reiner Freude, zu einem lebenslang faszinierenden Abenteuer...

Beim Seh-Laufen schicke ich meinen Blick bewusst dorthin, wo ich etwas sehen möchte.

Ich spiele gezielt mit meinem Blick, also meiner selektiven Wahrnehmung: führe ihn zuerst nur in die Nähe... und dann wieder in die Ferne...

Ich kann ihn eine Weile nur runde Gegenstände suchen lassen... dann wieder nur eckige, dreieckige, viereckige, mehreckige...

Ich kann alles Rote suchen, alles Grüne, Blaue, Weiße, Gelbe...

Ich kann mich auf Zusammenhängendes konzentrieren... dann wieder auf Alleinstehendes...

Ich kann nur Lebendiges ins Auge fassen... und dann nur Lebloses...

Ich kann mich nur Bewegtem zuwenden... und dann Unbewegtem...

Ich kann glatte Oberflächen suchen... und dann raue...

Ich kann Glänzendes heraus filtern... und dann Mattes...

Ich kann mich zuerst nur Hellem zuwenden... und dann dem Dunklen...

Ich suche erst das Licht... und dann den Schatten...

Und ich achte bei all diesen Polaritäten jeweils darauf, was das bewusste Betrachten des einen und dann des anderen Pols in mir bewirkt...

* Wie fühlt es sich an, helle Dinge zu betrachten?

* Und wie fühlt sich mein Blick im Dunklen an?

* Was läuft da in mir ab?

* Welche Assoziationen kommen mir?

* Wie fühlt es sich an, Rot zu sehen?

* Und wie fühlt sich Blaues an?

* Und Grünes?

* Und Gelbes?

* Wo in mir fühle ich die Farben vor allem?

* Und sind sie mit einer Temperatur assoziiert?

* Und wie war es bei den eckigen Dingen?

* Worin hat sich das Gefühl, das sie mir vermittelt haben, von jenem unterschieden, das ich beim Betrachten runder Dinge hatte?

* Wie sind da die Assoziationen?

* Fühlt sich das Betrachten lebendiger Dinge anders an als das lebloser?

Interessant ist es auch, eine Weile nur die Zwischenräume zu betrachten – die Leere... so wie in der Musik oft die Pause ein wesentliches gestalterisches Moment ist, oder so wie bei einer Schale der leere Raum die Funktion ausmacht...

Dann lasse ich meinen Blick mit den Wolken wandern und betrachte die Bilder, die sie entstehen lassen... und ich spiele mit Assoziationen zu den Wolkenformationen...

* Woran erinnert mich dies?

* Und das?

Dies sind natürlich nur Vorschläge, lassen Sie beim Seh-Laufen Ihrer Phantasie freien Lauf und freuen Sie sich über all die Entdeckungen, die Sie machen werden!

Heute laufe ich mein Hören

Im Gegensatz zum Sehen ist das Hören ein weiblicher, ein Yin-Sinn. Schon die Form unseres Hörorgans, die Ohrmuschel, ist weiblich: eine Höhle, in die wir die akustische Welt in uns hereinholen.

Und da bei uns das Sehen so sehr die anderen Sinne dominiert, schließen wir meist unwillkürlich die Augen, wenn wir etwas besonders gut hören, spüren, riechen oder schmecken wollen.

Während des Laufens ist dies vielleicht nicht unbedingt angebracht, außer vielleicht für einige Augenblicke, wenn wir unsere Laufstrecke gut kennen, oder jemand mit uns läuft, der auf uns achtgibt – aber wir können auch lernen, mit offenen Augen bewusst hinzuhören...

So eignet sich das Laufen hervorragend, um die Ohren spazieren zu führen.

Es gibt so unendlich viel zu hören, wenn ich bewusst hinhöre, und diesem Vergnügen widme ich mich während des heutigen Laufens.

* *Wie klingen meine Schritte?*

* *Wie klingt es, wenn ich vom Kiesweg auf die Wiese wechsle?*

* *Wie klingt mein Atem?*

* *Kann ich mein Herz pochen hören?*

* *Wie singen die Vögel?*

* *Kann ich verschiedene Vogelstimmen unterscheiden?*

* *Was höre ich noch?*

* *Bellt irgendwo ein Hund?*

* *Raschelt es im Gebüsch?*

* *Kann ich den Wind in den Blättern hören?*
* *Höre ich vielleicht von irgendwoher Wasser?*
* *Höre ich menschliche Stimmen?*
* *Kinderlachen oder auch Weinen?*
* *Wie klingt es, wenn ein Radfahrer mich überholt?*
* *Und klingt ein Kinderwagen anders?*
* *Wie klingt ein Flugzeug, das über mich hinweg fliegt?*
* *Und wie die Kirchenglocken aus der Ferne?*
* *Wie klingen meine eigenen Worte?*
* *Mein Gesang?*
* *Vielleicht kann ich mein Mantra singen...*
* *Oder auch die Vokale?*
* *Wie klingt ein gelaufenes A?*
* *Und ein E?*
* *Ein I?*
* *Ein O?*
* *Ein U?*
* *Wie klingen die verschiedenen Umlaute?*
* *Wie klingt ein M?*
* *Und wie ein N?*
* *Und ein F?*
* *Und ein R?*

Auch hier wieder lasse ich meiner Phantasie freien Lauf und erfinde meine eigenen Hör-Spiele – ich hören in mich hinein und um mich herum...

Heute laufe ich mein Fühlen

Auch das Fühlen ist weiblich, also Yin. Und wenn unser Laufen das eher ruhige, meditative und leichte ist, dass es sein sollte, können wir uns während dessen sehr gut auf die Wahrnehmungen unseres Fühlens konzentrieren.

Lassen Sie sich von der Vielfalt Ihrer Eindrücke überraschen!

* *Heute laufe ich mein Fühlen und wende meine Aufmerksamkeit meinem Körper zu:*

* *Wie fühlt es sich an, zu gehen?*

* *Und zu laufen?*

* *Wie fühlt sich der Kontakt meiner Fußsohlen mit dem Boden an?*

* *Und wie der Wind, der mir ins Gesicht bläst und gegebenenfalls die Haare flattern lässt?*

* *Wie fühlt es sich an, wenn meine Stirn nass ist vom Schweiß?*

* *Wie fühlt sich mein Herzschlag an?*

* *Und mein Atem?*

* *Wie fühlt es sich an, wenn ich mit offenem Mund atme?*

* *Und mit geschlossenem?*

* *Wie fühlen sich meine Beine an – zu Beginn meines Laufens?*

* *Und dann, wenn ich schon eine Weile gelaufen bin?*

* *Wie fühlen sich meine schwingenden Arme an?*

* *Berühren sie meinen Körper im Vorbeischwingen?*

* *Wie fühlt sich das an?*

* *Wie fühlt sich mein Rücken während des Laufens an?*

* Und mein Gesäß?
* Und mein Bauch?
* Und meine Brust?
* Wie fühlen sich meine Kniegelenke an, wenn ich laufe?
* Und wie meine Hüftgelenke?
* Und meine Ellbogen?
* Und meine Schultern?
* Wie fühlt sich meine Wirbelsäule an?
* Und mein Hals?
* Wie fühlt sich mein Kopf während des Laufens an?
* Die Kopfhaut?
* Die Stirn?
* Die Wangen?
* Der Mund?
* Das Kinn?
* Die Augen?
* Die Ohren?
* Wie fühlen sich meine Hände an?
* Die Handflächen?
* Die Finger?
* Die Handgelenke?
* Wie fühlt sich meine Kleidung an?
* An welchen Stellen meines Körpers kann ich sie spüren?
* Ist sie noch trocken oder schon feucht oder nass vom Schweiß?

* Kann ich meine Haare an den Schultern vorbei streichen spüren?

* Oder an den Ohren?

* Wie fühlen sich meine Stirnfransen an der Stirn an?

* Trage ich ein Stirnband, eine Kappe?

* Wie fühlt sich das an?

* Trage ich während des Laufens eine Bauchtasche oder einen Rucksack – wie fühlt sich das an?

* Trage ich eine Pulsuhr – wie fühlt sie sich an?

* Und wie der dazugehörige Brustgurt?

* Wie fühlt es sich an, wenn ich während des Laufens schlucke?

* Wenn ich niesen muss?

* Oder Husten?

* Wenn ich Blähungen loslasse?

* Wenn ich lache?

* Kann ich meine Aura spüren, während ich laufe?

Auch hier wieder sind meiner Phantasie keine Grenzen gesetzt und ich genieße offen und neugierig diese spannende Entdeckungsreise durch meine Körper...

Heute laufe ich meinen Geruchssinn

Auch der Geruchssinn ist ein weiblicher, ein Yin-Sinn; und obwohl wir eine fast unvorstellbare Menge an Gerüchen wahrnehmen können, ist dieser Sinn bei uns meist ziemlich verkümmert – zumindest was unsere bewusste Wahrnehmung davon betrifft.

Unwillkürlich werden wir jedoch sehr stark von diesem Sinn beeinflusst, aber eben meist ohne uns dessen bewusst zu werden.

Beispielsweise „können wir einen Menschen nicht riechen"; oft ohne uns dessen bewusst zu sein, und haben nur den Eindruck, dass wir ihn nicht mögen.

Ebenso interessant ist das Phänomen, dass wir viele Gerüche „verankert" haben; das heißt, wir assoziieren automatisch ein bestimmtes Ereignis, wenn wir etwas riechen – aber wiederum meist, ohne uns dessen bewusst zu werden.

So ist es ungemein interessant, diesen von seiner Bewusstheit eher rudimentär entwickelten Sinn in seinem faszinierenden Reichtum zu erforschen und in Besitz zu nehmen.

Wenn ich beim heutigen Laufen meinen Geruchssinn mitnehme, dann beginne ich damit, mich auf die verschiedenen olfaktorischen Eindrücke zu konzentrieren.

* Wie riecht der Park, die Grünfläche, der Garten, der Wald oder die Aulandschaft, wo ich laufe?

* Wie unterscheidet sich dieser Geruch von dem der Straße, die mich vielleicht dorthin führte?

* Wie riecht mein Körper, während ich laufe?

* Wie riechen andere, wenn sie an mir vorbeigehen oder -laufen?

* Kann ich ihr Parfum oder Rasierwasser wahrnehmen?
* Oder ihren Schweißgeruch?
* Kann ich einen vorbeilaufenden Hund riechen?
* Wie riechen die verschiedenen Bäume?
* Wie riecht es, wenn die Grünflächen bewässert werden?
* Und wenn die Wiese gemäht wird?
* Kann ich Blumenduft wahrnehmen?
* Wie riechen die blühenden Bäume?
* Linden vielleicht?
* Gibt es dort, wo ich laufe, Jasmin?
* Flieder eventuell?
* Und Rosen vielleicht auch?
* Kann ich im Frühjahr die Veilchen riechen?
* Gibt es auch unangenehme Gerüche?
* Wenn ja, welche?
* Lauchgewächse vielleicht?
* Oder Exkremente?
* Wie riecht die öffentliche Toilette, wenn ich daran vorbeilaufe?
* Wie riecht die Erde?
* Wie der Kies?
* Und der Asphalt?
* Kann ich vielleicht sogar Pilze riechen?
* Gibt es hier auch Nadelbäume, und kann ich sie riechen?

* *Wie riecht das Moos?*
* *Was kann ich sonst noch alles riechen?*

Bei diesem Riech-Laufen geht es darum, unser Riechorgan möglichst weit zu öffnen und empfänglich zu werden.

Sicher ist es wie beim Hören auch leichter, bei geschlossenen Augen auf Riech-Reise zu gehen – daher schließen wir unwillkürlich die Augen, wenn wir zu etwas riechen –, aber nach und nach wird es uns auch möglich sein, bei offenen Augen uns unser Riechen mehr und mehr bewusst zugänglich zu machen!

Gerade dieser Sinn kann ungemein geschult werden, wenn wir uns immer wieder darauf konzentrieren – und ich meine, es zahlt sich aus, denn der Lohn für unsere Mühe ist wirklich eine enorme Bereicherung.

Der Geschmackssinn eignet sich weniger zum Laufen – eventuell können Sie ihn mit dem Geruchssinn kombinieren, denn sie sind einander sehr nahe.

Heute laufe ich Sonnen-Anbetung

Wenn ich an einem sehr sonnigen Tag laufe, kann ich mich bewusst der Sonnenenergie zuwenden und von ihr Kraft tanken.

Allerdings sollte ich an wirksamen Sonnenschutz denken, wenn die Sonne sehr stark ist.

Dazu achte ich darauf, möglichst viel in der Sonne zu laufen, und spüre dabei ihre Strahlen auf meinem Rücken, wenn ich „mit ihr" laufe; oder an meiner Vorderseite – vor allem im Gesicht –, wenn ich auf sie zu laufe.

Vielleicht möchte ich auch im Auf-sie-zu-Laufen meine Arme ausbreiten und ihr die Handflächen entgegenstrecken, um so durch meine Handflächen Sonnenenergie zu tanken...

Ich genieße es, wie die Sonnenstrahlen meine Wangen streicheln, meine Stirn, meine Nase und meine Lippen... ich spüre sie in meinen Körper eindringen und mich auch von innen her wärmen...

Und ich kann spüren, wie meine innere Sonne, mein Solarplexus in der Magengrube in Resonanz mit der großen Sonne im Außen tritt und hell zu leuchten beginnt...

Wie mein inneres Licht strahlt und sich ausbreitet und mich mehr und mehr erfüllt...

Diese beiden Energien verbinden sich in mir, und dieses Wogen und Strömen und Pulsieren und Strahlen erfüllt mich ganz... meinen materiellen Körper ebenso wie meine feinstofflichen Körper... und mein ganzes Wesen...

Von meinem Sonnengeflecht breitet sich das hellstrahlende Lichtgefüge durch meinen ganzen Körper aus... und strahlt nun auch hell über mich hinaus... nach und nach werde ich selbst zu einer Sonne, die leicht laufend ihre Bahnen zieht...

Nach diesem Laufen werde ich mich besonders energiegeladen fühlen; zugleich gestärkt und gereinigt, bestätigt und aufgebaut...

Und ich vertraue darauf, dass diese Sonnen-Anbetung ganz besonders auch meine Abwehrkräfte gestärkt hat... mancher Keim und so manche entartete Zelle wird in meinem heutigen Laufen aus meinem Körper eliminiert, und ich bin zutiefst dankbar dafür – ebenso wie für den Sonnenschutz.

Heute laufe ich
die Stärken meiner Schwächen

Uns über unsere Schwächen zu ärgern ist grundfalsch, denn in Wahrheit sind sie Lösungsversuche, die zu irgendeiner Zeit durchaus ihre Berechtigung gehabt haben; oder sie auch heute noch in ganz bestimmten Situationen haben.

So geht es nicht darum, mich dafür zu verdammen, mir Vorwürfe zu machen oder Schuldgefühle zu entwickeln – denn damit mache ich mir mich selbst zum Feind, was enorme Energien kostet und mich letztlich krank macht.

Sondern es gilt, dieser Seite an mir, die ich als Schwäche empfinde, einen Platz (wenn auch einen eingeschränkten) in meinem Leben einzuräumen; und sie dadurch vielleicht sogar zur Stärke werden zu lassen.

Damit jedoch diese Einschränkung gelingt, gilt es, meine Schwäche erst einmal zu würdigen!

So beginne ich damit, sie mir ganz zu vergegenwärtigen.

Heute nehme ich eine meiner Schwächen in mein Laufen mit – eine, die mich derzeit besonders stört, mir gerade sehr zu schaffen macht, mir lästig ist... und frage mich:

* Wie und wann tritt diese Schwäche vor allem auf?

* In welcher Umgebung?

* Im Zusammensein mit welchen Menschen?

* Wie reagieren andere darauf?

* In welcher Situation ist sie mir zuletzt wieder aufgefallen beziehungsweise bewusst geworden?

* Welche Körperhaltung nehme ich unter ihrer „Regierung" automatisch ein?

* Wie verändert sich dann meine Stimme?

Welche Worte lässt sie mich nach außen sagen?

Und welche inneren Sätze höre ich dabei?

Nachdem ich so diese Schwäche noch einmal ganz lebendig erlebt habe, frage ich mich weiter:

Was erreicht meine Schwäche für mich?

Wenn ich auf diese Weise meine Schwäche genauer ansehe, finde ich vielleicht heraus, dass sie in gewissen Situationen nützlich ist – oder zumindest früher war.

Wenn sie auch heute noch eine gewisse Funktion in meinem Leben erfüllen kann, dann räume ich ihr einen Platz in meinem Leben ein – daher frage ich mich:

In Gegenwart welcher Menschen möchte ich diese Funktion auch weiterhin in Anspruch nehmen können?

In welchen Situationen?

In welcher Stimmung?

Mit dieser neuen Klarheit beende ich zufrieden mein heutiges Laufen.

Heute laufe ich meine Tagesbilanz

An sich wird meist empfohlen, eher morgens zu laufen – weil wir dann noch frischer sind (so wie übrigens auch die Luft), weil Laufen unseren Kreislauf anregt und vor allem auch weil es, wenn wir nicht gleich morgens laufen, oft gar nicht mehr dazu kommt, da uns „tausend Dinge" dazwischenkommen.

Dennoch gibt es Menschen, die generell lieber abends laufen oder aber abends eher die Zeit finden; nicht zuletzt, weil sie früh morgens zu arbeiten beginnen – und für sie wird es auch richtig sein.

Andererseits kann es auch bei Morgen-Läufern ab und zu vorkommen, dass sie ihr Ritual auf den Abend verschieben (müssen).

In all diesen Fällen eignet sich die Tagesbilanz als Laufbegleiter.

Ich gehe während des Laufens chronologisch meinen Tagesablauf durch – vom Morgen bis zum Abend oder aber umgekehrt vom Abend beginnend zurück gehend bis zum Morgen; und frage mich zu allen Tätigkeiten, Begegnungen, Reaktionen, zu allem, was ich getan, gesagt oder auch bloß gedacht habe, ob ich dabei „in meiner Liebe" war, ob ich dabei mich selbst und andere Beteiligte liebevoll behandelt oder auch bedacht habe.

Dabei geht es nicht um die Tätigkeiten an sich, denn ich kann prinzipiell alles bewusst und liebevoll oder unbewusst und lieblos tun.

Und ich nütze diese Rückschau nicht, um mir Schuldgefühle und ein „schlechtes Gewissen" zu vermitteln, wenn etwas nicht so gelaufen ist, wie es meinem ethischen Empfinden entsprochen hätte. Denn weder Schuldgefühle noch ein solches „schlechtes Gewissen" haben je mir selbst oder anderen geholfen oder etwas gebracht.

Im Gegenteil: ich gestehe mir die Lieblosigkeiten ein, sehe sie mir nach und nehme mir ehrlich vor, in Zukunft anders, liebevoller und mein moralisches Empfinden zufriedenstellender zu reagieren.

Damit habe ich viel, sehr viel erreicht.

Für jene Handlungen und Reaktionen und Gedanken jedoch, bei denen ich „in der Liebe" war, bei denen ich reif und entsprechend meiner ethischen Grundsätze reagiert habe, bin ich dankbar und drücke mir meine Zufriedenheit und mein Einverstanden-Sein aus.

Dann frage ich mich, was mir an diesem Tag besser gelungen ist denn je, wobei ich über mich hinausgewachsen bin, wobei ich vielleicht sogar meine individuelle Schallmauer durchbrochen habe...

Und dazu gratuliere ich mir ehrlich und freue mich von Herzen, dass mir wieder ein Schritt in meiner Weiterentwicklung vorwärts gelungen ist...

Heute laufe ich meine Tagesperspektiven

Wenn Sie morgens laufen, können Sie diese Zeit nützen, um Ihre Perspektiven für den heutigen Tag zu umreißen: Ihre Vorhaben, Pläne und Intentionen; und dann können Sie all das in Ihrer Vorstellung in gelungener Form vorwegnehmen.

So frage ich mich während des morgendlichen Laufens:

* Was habe ich mir für heute alles vorgenommen?

* Was möchte ich endlich erledigen?

* Was möchte ich besser machen als bisher?

* Welcher destruktiven Gewohnheit möchte ich heute nicht erliegen?

* Was möchte ich genauso gut machen wie gestern?

* Mit wem möchte ich (mehr) Zeit verbringen?

* Wem etwas Gutes tun?

* Wem möchte ich heute etwas sagen, was ich schon lange sagen wollte?

* Welches brachliegende Potential möchte ich heute verwirklichen?

* Was möchte ich heute ganz anders tun als bisher, welche neuen Wege werde ich heute einschlagen?

* Wem möchte ich heute etwas nachsehen?

* Was möchte ich mir selbst heute nachsehen?

* Wie bringe ich mich und vielleicht auch andere heute zum Lachen?

* Was von all dem, was ich nicht mehr brauche, möchte ich heute loslassen?

All das visualisiere ich unter Miteinbeziehung aller Sinne.

Heute laufe ich „nur mehr ... zu leben"

Diese Übung ist sicher nicht für jeden geeignet, wiewohl sie für jeden heilsam wäre.

Der Tod ist nicht nur Ende, sondern genauso ein neuer Anfang, und er gehört ebenso zu unserem Leben wie das Geboren-Werden.

Don Juan regt Carlos Castaneda an, stets so zu leben, als „säße der Tod auf seiner linken Schulter" – so wie ein guter Freund, der ihn ständig daran erinnert, bereit zu sein.

Es ist interessant, sich mit dem Gedanken auseinanderzusetzen, wie das Leben aussähe, wie man es aus der Perspektive, nur mehr eine begrenzte Zeit zu leben zu haben, gestalten würde.

Daraus ergeben sich sehr aufschlussreiche Perspektiven; denn fraglos werden sich die Prioritäten verschieben.

Und vermutlich beschließt man nach einer solchen Konfrontation mit dem möglichen baldigen Übergang in eine andere Dimension auch dann einiges von den neuen Prioritäten ins Leben zu integrieren, wenn man, was wohl wahrscheinlicher sein dürfte, doch noch länger zu leben hat...

So frage ich mich während des heutigen Laufens, was ich an meinem Leben ändern würde, hätte ich nur mehr einen Tag zu leben.

* Wie würde ich diesen letzten Tag gestalten – was noch alles erleben wollen?

* Und bei einer Woche – wie sähe meine letzte Woche aus?

* Was würde ich alles tun?

* Was nicht mehr?

Und bei einem Monat – wie sähe dieses aus?

Und bei einem halben Jahr?

Was würde ich anders machen, wenn ich nur mehr sechs Monate zu leben hätte?

Und bei einem Jahr?

Wie würde sich mein letztes Jahr gestalten, wenn ich die Wahl hätte?

Was sollte in diesem Zeitraum unbedingt Platz finden?

Und was nicht?

Zuletzt frage ich mich, was von all dem in diesem Gedankenspiel Erkannten ich in jedem Fall in meinem Leben ändern möchte, auch wenn meine Lebenserwartung unbegrenzt ist...

Und verspreche mir, das auch tatsächlich zu tun.

Heute laufe ich meinen Traum

Träume sind wie Briefe, die wir uns jede Nacht selbst schreiben; und all jene Träume, die wir nicht erinnern, und mit denen wir uns nicht befassen, sind wie Briefe, die wir ungelesen wegwerfen.

Und meist haben unsere Träume uns Wichtiges zu sagen, denn sie sind Botschaftsträger ersten Ranges.

Wir wissen heute, dass jeder Mensch (es sei denn, er steht unter traumraubenden Medikamenten) jede Nacht vier bis fünf Träume hat.

Und wenn wir lernen, zumindest den letzten Traum vor dem Aufwachen einzufangen und damit zu spielen, finden wir dadurch einen wunderschönen und oft sehr erquickenden Weg, mit unserer Seele in Kontakt zu treten.

Freud nannte unsere Träume die „Via Regia" (die königliche Straße) zu unserem Unterbewusstsein. Und ich meine, wir sollten diesen Weg beschreiten, wenn uns daran gelegen ist, unser Leben bewusster und reifer zu leben.

Hilfreich auf diesem Weg ist es sicher, unserer „Traumkraft" zu zeigen, dass es uns ernst ist, und wir wirklich an unserem Traummaterial interessiert sind.

Dazu gilt es, uns Schreibzeug (und eventuell eine Taschenlampe) neben das Bett zu legen, damit wir sofort nach dem Erwachen die noch bewussten Traumfetzen notieren können. Schon dadurch gelangen uns meist weitere Details ins Bewusstsein.

Je mehr wir uns mit unseren Träumen befassen, umso mehr erinnern wir uns auch an sie, und umso mehr beschenkt uns unsere Seele mit weiteren faszinierenden Bildern und Geschichten – das ist ein sich selbst verstärkender Prozess, den wir nur einmal in Gang bringen müssen.

Und es würde mich nicht wundern, wenn Sie allein schon nach dem Lesen dieser Zeilen Ihre ersten (oder nach längerer Zeit wieder einmal erinnerten) Träume zum Spielen hätten – auch ich hatte in der Zeit, in der ich dieses Kapitel schrieb, einige sehr intensive und aufschlussreiche Träume.

Die „Mühe" und die investierte Zeit lohnen sich meiner Ansicht nach in jedem Fall, ganz besonders natürlich in aufregenden und teils schwierigen Umstellungsphasen und Krisenzeiten.

Wenn wir dann einen Traum erhascht – und möglichst gleich nach dem Aufwachen notiert – haben, nehmen wir ihn einfach zum heutigen Laufen mit.

Dabei stelle ich mir vor, ich liefe mit einem „Wesen von einem anderen Stern", dem ich meinen Traum erzähle.

Und da dieses Wesen meine Welt nicht kennt, sind ihm natürlich auch all die Bilder und Symbole meines Traums nicht verständlich.

Daher fragt es immer wieder nach und zwingt mich auf diese Weise, mein Traumthema von verschiedenen Sichtweisen aus zu betrachten, die Symbole und Bilder genau zu beschreiben und dadurch selbst noch besser zu erfassen.

Wenn ich beispielsweise von einer Rose geträumt habe, könnte das fremde Wesen nachfragen, was denn eine Rose sei. Eine Blume, werde ich entgegnen. Und was ist eine Blume, mag es nachfragen. Nun, ein Lebewesen, das wunderschön ist und einen herrlichen Duft ausströmt, fällt mir dazu vielleicht ein. Was heißt Duft, wird gleich nachgefragt... und während ich nun meinem galaktischen Freund immer detaillierter Auskunft erteile, wird mir selbst immer klarer, was meine Seele wohl mit diesem Traum gemeint hat, was sie mir damit sagen wollte.

Eine andere Möglichkeit ist, einfach frei zu den diversen Symbolen und Bildern und Szenen zu assoziieren.

* *Wofür in meinem derzeitigen Leben könnte diese Rose stehen?*
* *Woran erinnert mich diese Rose?*
* *Wer in meinem Leben oder welcher Teil von mir ist rosen-artig?*

Ich kann auch in Gestalt-Manier einen Dialog mit den verschiedenen Traumelementen führen – sowohl mit den vorkommenden Personen als auch mit den anderen Lebewesen und unbelebten Dingen.

In diesem Fall stelle ich mir vor, meine Traumrose liefe mit mir und ich könnte sie fragen, was sie mir sagen möchte...

Natürlich wird es sinnvoll und weiter aufschlussreich sein, wenn Sie auch nach dem Laufen weiter mit Ihrem Traum spielten; es sei denn, er hat sich Ihnen während des Laufens schon ganz erschlossen – was durchaus sein kann, weil durch die verstärkte Gehirndurchblutung und die damit einher gehende bessere Integration beider Gehirnhälften unsere kreativen, assoziativen Anteile voll einsatzfähig sind.

Aber auch in diesem Fall empfehle ich Ihnen, das während des heutigen Laufens Erkannte, Eingesehene, Klargewordene und Gelernte zu notieren, wenn Sie wieder daheim sind, oder zumindest in greifbarer Nähe zu Schreibzeug. Oder Sie diktieren es in Ihr Handy.

Das Niederschreiben etwas Erlebten, Erkannten und Eingesehenen fügt diesem Erleben, diesem Erkennen und dieser Einsicht eine weitere Dimension hinzu und erweitert unseren Horizont durch die weiteren Assoziationen, die meist dadurch ausgelöst werden.

Auch in diesem Zusammenhang können Sie, wenn Sie den Eindruck haben, dass Ihnen noch nicht alles zu Erkennende klar geworden ist, Ihre linke (nicht dominante) Hand befragen.

Da die Nervenbahnen zwischen Körper und Gehirn im Hals die Mittellinie kreuzen, ist Ihre linke Hand mit Ihrer rechten Gehirnhälfte verbunden, aus der Ihre Träume kommen. Daher finden Sie hier auch die Erklärungen und Deutungen...

Die Wichtigkeit des Notierens gilt natürlich prinzipiell für alle Erkenntnisse und Aha-Erlebnisse, deren Sie während Ihres „Laufens für Körper, Geist und Seele" gewahr werden. Wir haben oft den Eindruck, wir würden uns all das ohnehin merken, aber in der Dichte des Alltags geht so manches verloren...

Abgesehen davon basiert unsere Merkfunktion nun einmal auf Wiederholung, und daher bleibt bloß einmal Erfahrenes nur dann in unserem Gedächtnis haften, wenn es von einer sehr starken emotionalen Beteiligung begleitet wird.

Wenn wir es uns hingegen zur Gewohnheit machen, unsere Aha-Erlebnisse, unsere Einsichten und Erkenntnisse, all das während des Laufens Erlebte, Wahrgenommene, Erfahrene, Erlittene und Genossene anschließend zu notieren, dann bleiben es uns sicher erhalten.

Und meist ist es erhaltenswert.

Heute laufe ich
die Umwandlung aggressiver Energien

Diese Umwandlung findet oft ganz spontan statt – was zuweilen fatale Folgen haben kann –, allerdings können wir ein gewisses Maß an Herrschaft über diesen Umwandlungsprozess gewinnen, wenn wir ihn bewusst üben.

Und bei allen energetischen Prozessen – umso mehr, je intensiver sie sind – ist bewusste Kontrolle immer von Vorteil...

Wählen Sie daher vor dem heutigen Laufen eine Aktivität, der Sie „mehr Dampf" aufsetzen möchten.

Dann mache ich mich auf den Weg und trete in Kontakt mit meiner Aggressivität – welche Form auch immer sie gerade für mich hat.

Dazu versetze ich mich in eine Situation, in der ich mich sehr aufgeregt und geärgert habe, in der ich enorme Wut hatte oder tiefen Hass empfunden habe... und ich erlebe diese Augenblicke mit all meinen Sinnen und mit meiner ganzen Aufmerksamkeit wieder.

Dann lasse ich die Geschichte dahinter, die Ursache für meine Aggressivität in dieser speziellen Form, los und konzentriere mich nur auf die Emotion selbst... und ich nehme sie sehr bewusst als Energie wahr...

* *Welche Wirkungen übt sie auf meinen Körper aus?*

* *Wo in meinem Körper ist sie am stärksten wahrnehmbar?*

* *Und wie genau fühlt sie sich an?*

* *Was tut sie mit meinem Herzschlag?*

* *Und mit meiner Atmung?*

* Wie wirkt sie sich auf mein Denken aus?

* Wird es klarer oder eher dumpf?

* Mit welcher Farbe könnte ich diese Aggression assoziieren?

* Und mit welcher Form?

* Hat sie einen Geruch oder einen Geschmack?

Und immer, wenn sich während dieser Erforschung die Geschichte hinter meiner Wut, meinem Hass oder meiner Aufregung wieder in mein Bewusstsein drängen möchten, wende ich sanft, aber bestimmt meine Aufmerksamkeit wieder der Emotion selbst zu und nehme sie als Energie wahr – als an sich neutrale Energie, die ich lokalisieren und in ihren Auswirkungen auf mich beschreiben kann...

Ich gebe dieser Energie einfach Raum und beobachte sie, ohne sie zu beurteilen oder zu bewerten... ich erkenne, dass diese aggressive Empfindung eine Energie verkörpert, die an sich nicht destruktiv und negativ ist, sondern vollkommen neutral... und dass sie an sich sehr wertvoll sein kann und zu meiner Verfügung steht, wenn ich dies zulasse...

Ich kann diese Energie auf verschiedene Arten nützen, anstatt sie einfach in mir aufzustauen oder auch bloß auszudrücken, und ich kann Sinnvolles damit verwirklichen.

Diese Energie kann mir weh tun, aber sie kann auch zu einer vorantreibenden Kraft für die Aktivität werden, die ich zuvor ausgewählt habe.

So stelle ich mir nun lebhaft vor, dass ich mich mitten im vorhin ausgewählten Projekt befinde und visualisiere mich in dieser Tätigkeit bis ins kleinste Detail: versetze mich also intensiv in die Verwirklichung meines Vorhabens...

Und dann stelle ich mir vor, wie ich es mit jener Energie schaffe, mein Projekt mit Leichtigkeit umzusetzen – mit Hilfe jener Energie, die vorher durch die aggressive Situation absorbiert wurde, und die nun frei wurde, weil ich sie nicht mehr in mir zurück gestaut und verdrängt; sie aber auch nicht bloß ausagiert habe.

Und ich beobachte, wie mein Vorhaben – erst einmal in meiner Vorstellung – mit neuem Schwung vorankommt, wie es mir leichter und müheloser gelingt und wie es durch den Energieschub seiner Verwirklichung entgegen strebt...

Ich lasse mir Zeit, diesen neuen Schwung wahrzunehmen und sehe alle möglichen Details in der Verwirklichung meines Vorhabens vor meinem geistigen Auge...

Spüre deutlich den neuen Energiezuwachs in mir, spüre, wie er mich vorwärts trägt und vieles möglich macht, was mir noch vor kurzem undenkbar oder zumindest schwierig erschienen ist...

Und ich sehe auch in den Reaktionen anderer, mit denen ich im Zusammenhang mit diesem Projekt zu tun habe, etwas wie Erstaunen über meinen neuen Elan... zugleich aber auch große Bewunderung und Anerkennung für meine neue Kraft und Integrität...

Ich freue mich über diesen Erfolg – und auch dafür lasse ich mir Zeit...

Diese Erfahrung ermutigt mich, und so verspreche ich mir, aggressive Energien in Zukunft – sobald ich sie in mir wahrnehme – als an sich neutrale Energie zu erkennen und damit freizumachen für ihren konstruktiven Einsatz.

Heute laufe ich Vergebung / Versöhnung

„Vergebung ist der Duft, den das Veilchen dem Absatz schenkt, der es zertrat", schrieb Mark Twain.

Je leichter wir vergeben, umso leichter leben wir. Denn jene, denen wir nicht vergeben, leiden im Endeffekt viel weniger als wir selbst – wir selbst machen uns krank durch Hass, Rache und Groll, die wir uns selbst auferlegt haben.

Bruce Lipton sagte in einem Seminar:

„Ärger und Groll sind wie ein Gift, das wir nehmen in der Hoffnung, dem anderen damit zu schaden..."

Vergebung bringt Befreiung aus dem Gefängnis, dessen Gitter das Gefühl erlittenen Unrechts ist.

Und im „Kurs in Wundern" wird gefragt:

„Möchtest du lieber Recht haben oder glücklich sein?"

Vergebung ist ein selektives Erinnern – und zwar sowohl in Bezug auf andere, die uns etwas angetan haben, als auch uns selbst betreffend, wenn wir unsere eigenen Erwartungen nicht erfüllt haben.

Zu vergeben, ist ein Beschluss, sich auf die Liebe zu konzentrieren und den Rest wegzulassen. Aber das Ego sucht immer nach Fehlern – in uns und in anderen.

Unsere Wahrnehmung von Schuld trägt jedoch nur dazu bei, dass der andere oder man selbst in ihr stecken bleibt. Mitgefühl und Vergebung lösen viel wahrscheinlicher heilsame Impulse aus.

Wir wissen meist, wenn wir uns fehlverhalten, und in einem solchen Moment brauchen wir Hilfe statt Angriff.

Natürlich ist es leichter, Menschen zu vergeben, die uns nichts „Böses" getan haben. Aber gerade jene Menschen, die uns wütend machen und verletzen, sind unsere wichtigsten Lehrer: Sie zeigen uns die Grenzen unserer Fähigkeit zur Vergebung auf.

Vergebung kann der Schlüssel zur Heilung unserer Beziehungen werden – unserer Beziehung zu anderen wie zu uns selbst.

Allerdings möchte ich noch einen Schritt weitergehen – und vielleicht wollen Sie mich dabei begleiten.

Wie wäre es, wenn es gar keine Vergebung bräuchte, sondern Versöhnung?

Vergebung geschieht von oben herab und trägt immer eine Wertung in sich.

Versöhnung hingegen ist wertungsfrei und funktioniert auf Augenhöhe – daher fühlt sie sich für mich um vieles stimmiger und angenehmer an.

Wie fühlen sich diese beiden für Sie an?

Ehe Sie sich heute zum Laufen aufmachen, überlegen Sie, welchem Menschen Sie etwas zu vergeben haben – mit wem Sie sich aussöhnen wollen.

Sei es, dass Ihnen Unrecht geschehen ist, dass Sie verletzt wurden, enttäuscht oder er/sie Sie sonst irgendwie „schlecht behandelt" hat.

Und während des Laufens denke ich intensiv an diesen Menschen und versuche mich in ihn/sie hineinzuversetzen.

Dann stelle ich mir einige Fragen...

* Vielleicht hat er/sie das Gesagte oder Getane gar nicht so gemeint, wie es bei mir angekommen ist?

* Vielleicht hat er/sie gar nicht bemerkt, wie er/sie mich verletzt hat?

* *Vielleicht befand er/sie sich selbst in einer Zwangslage und konnte in dieser Situation gar nicht anders handeln oder sprechen?*

* *Vielleicht befand er/sie sich selbst gerade in einer Lebenskrise und war dadurch zu sehr auf sich selbst fokussiert, um meine Befindlichkeit wahrzunehmen?*

* *Oder vielleicht gab es Umstände, von denen ich nichts weiß, und die ich mir im Augenblick auch gar nicht vorstellen kann – die jedoch die entsprechende Reaktion erklären würden, wenn ich sie wüsste?*

Wie oft passiert es mir, dass ich Dinge erst viel später richtig verstehe, wenn ich mehr Abstand und damit einen besseren Überblick habe...

Jedenfalls lasse ich Vergebung zu – oder vielleicht liegt es mir mehr, mich zu versöhnen.

Und ich sage – im Geist oder auch hörbar ausgesprochen:

„Mein lieber/meine liebe ..., ich sehe dir nach, dass du ...! Und ich möchte mich ehrlich und aus ganzem Herzen mit dir aussöhnen! Damit gebe ich dich, aber auch mich selbst, frei!"

Wenn mir dies schwer zu fallen scheint, ersuche ich eine Höhere Instanz wie meine Seele, die Quelle, Gott, Jesus Christus oder auch (m)einen Engel, mir diese Vergebung abzunehmen:

Dazu stelle ich mir vor, wie dieses Wesen auf den entsprechenden Menschen zugeht, ihm/ihr vielleicht die Hand auf die Schulter legt, oder ihn/sie in die Arme nimmt, und das, was ich glaube vergeben zu müssen, ganz einfach verzeiht.

Und dann sehe ich uns beide versöhnt und in helles Licht eingehüllt – und spüre deutlich die bedingungslose Liebe, mit der dieses Wesen uns beide verbindet...

Dabei spüre ich deutlich, wie diese Aussöhnung – sei sie nun durch mich geflossen, oder sei sie für uns geschehen – mich erleichtert und befreit; aber auch diesen anderen Menschen.

* Kann ich wahrnehmen, wie mir von diesem Augenblick an das Laufen etwas leichter fällt?

Wenn ich eine solche Erleichterung nicht klar wahrnehmen kann, vertraue ich dennoch darauf, dass es sie gibt und es nur eine Weile braucht, ehe ich sie wahrnehme...

* Und fällt mir noch irgendeine Blockade ein, die mein Leben beschwert hat, und die möglicherweise mit meinem (Noch-)Nicht-vergeben-Können zusammenhängt?

Dann vertraue ich darauf, dass sich auch diese nun auflösen kann und danke mir dafür.

Wenn ich nach dem heutigen Laufen dusche, kann ich mir zur Abrundung noch vorstellen, wie mit all dem Schweiß, den das Wasser von mir abspült, auch der alte Groll von mir abrinnt – jener Groll, der zwischen diesem Menschen und mir gestanden ist und sicher uns beide belastet hat.

Und vielleicht möchte ich mich an diesem heutigen Tag ganz besonders belohnen: so überlege ich, womit ich meinem inneren Kind eine große Freude machen könnte – und dieses gönne ich uns dann auch.

Wenn Sie der Person, mit der Sie heute dieses Spiel zelebriert haben, in nächster Zeit begegnen, achten Sie aufmerksam darauf, ob sich an ihrem Verhalten und an Ihrer beider Verhältnis etwas verändert hat – was sehr wahrscheinlich der Fall sein wird...

Heute laufe ich Vertrauen

Um das in uns angelegte Potential möglichst weitgehend zu verwirklichen, brauchen wir Vertrauen; und dieses zu entwickeln und dann immer weiter zu festigen ist ein lebenslanger Prozess.

Ich beginne mein heutiges Laufen mit einigen Fragen:

* Was ist eigentlich Vertrauen?

* Könnte ich es als Verbindung zu meiner eigenen Intuition, meinem eigenen Gefühl, meiner inneren Stimme und letztlich auch zu meinen Wünschen sehen?

* Kann ich mir selbst vertrauen?

* In welchen Situationen, in welchen Belangen und im Zusammenhang mit welchen Personen kann ich es?

* In welchen nicht?

* Und warum?

* Habe ich den Eindruck, dass ich mir früher mehr oder weniger vertrauen konnte?

* Was müsste anders sein, damit ich mir wieder voll und ganz vertrauen könnte?

* Und kann ich anderen vertrauen?

* Wem eher?

* Und wem eher nicht?

* Woran liegt das?

Vertrauen setzt Versöhnung voraus!

Mich mit mir selbst auszusöhnen setzt voraus, dass ich, soweit mir dies möglich ist, Fehlgelaufenes wieder in Ordnung gebracht habe.

* Was sollte ich mir nachsehen?

* *In welchem Zusammenhang sollte ich mich mit mir selbst aussöhnen?*

* *Und welcher anderen Person sollte ich etwas nachsehen?*

* *Bin ich bereit dazu?*

* *Wer hätte mir etwas nachzusehen?*

* *Was?*

* *Kann ich dies wiedergutmachen?*

* *Bin ich bereit dazu?*

* *Nun versöhne ich mich mit mir selbst und mit allen anderen, die mir einfallen.*

* *Und sehe uns alles nach, was mir einfällt – aber zur Sicherheit auch alles andere, was mir im Augenblick nicht bewusst ist!*

* *Damit habe ich meine Fähigkeit zu vertrauen wieder etwas verbessert, und mein heutiges Laufen wandelt sich fast in Fliegen um...*

Heute laufe ich meine Lebensvision

Es ist immer wieder interessant, eine Zwischenbilanz im Leben zu machen – etwa mit der Frage:

* Wo stehe ich jetzt?

Dazu stelle ich mir vor, ich stünde auf der Kuppe eines Berges und würde, ehe ich weiter schreite, noch einmal zurückblicken und mein bisheriges Leben betrachten...

Während des heutigen Laufens beantworte ich mir folgende Fragen:

* *Wofür sollte meine Nachwelt mich schätzen, achten und bewundern?*

* *Was sollte meinen Mitmenschen von mir und meinem Leben in Erinnerung bleiben?*

* *Was sollte dereinst auf meinem Grabstein stehen (auch wenn ich keinen möchte, dann eben theoretisch!)?*

* *Oder was sollte auf meiner Pate stehen?*

* *Wie sähe die ideale Bilanz meines Lebens aus?*

* *Wie sieht – nach all dem – meine ideale Lebensvision aus?*

* *Und wo stehe ich auf dem Weg dahin?*

* *Empfinde ich mein Leben als meiner würdig?*

Die heutigen Fragen sind vielleicht aufwühlender als an anderen Tagen, daher belohne ich mich, wenn ich nach dem Laufen heimkomme, mit einer liebevollen Kleinigkeit!

Heute laufe ich die Welt als Spiegel

Nicht nur Mitmenschen sind unsere Spiegel, die uns zu erweiterter Selbsterkenntnis verhelfen, wenn wir uns dieser Konfrontation stellen; sondern auch all das, was uns als gesellschaftliches Problem besonders tangiert und beschäftigt.

Gerade in Themen, auf die wir besonders emotional reagieren, spiegelt sich oft etwas aus unserem Innenleben wieder; das wir in dieser Wiederspiegelung eher konfrontieren können, weil wir etwas mehr Distanz haben:

Das können Dinge sein wie Umweltverschmutzung, Drogenmissbrauch, Korruption, Genmanipulation...

Aber auch im Kleinen gibt es tagtäglich einiges, was näher anzusehen sich lohnt:

Ein eingesperrter Hund, der lang bellt; vielleicht weil er in ein Auto eingesperrt ist, das in der prallen Sonne steht; ein weinendes/schreiendes Kind; die laute Müllabfuhr in allzu frühen Morgenstunden; raufende Menschen; die streitenden Nachbarn; das Verhalten mancher Politiker; Bäume, die gefällt werden; Baustellen im Sommer; eine Umleitung, die Zeit kostet; ein Baum, der auf mein Auto gefallen ist...

All das sind Dinge, auf die wir keinen Einfluss haben, daher mag der Ärger zwar verständlich sein; aber er ist deshalb um nichts sinnvoller – weil er ja nur uns selbst mit seiner ungesunden Körperchemie schadet.

Viel sinnvoller wäre es, die Spiegelung darin zu erkennen; denn es gibt praktisch nichts, was nicht eine Botschaft für uns bereithält, wenn wir uns dieser Sichtweise öffnen.

Allerdings müssen wir dazu unsere Wahrnehmung selektiv in diese Richtung einstellen. Und die folgende Übung trainiert Ihre assoziativen Fähigkeiten und Ihre Phantasie – und sie wird Ihnen umso besser gelingen, je mehr Humor Sie sich dabei erlauben.

Wenn ich mich heute zum Laufen aufmache, nehme ich ein gesellschaftliches Thema mit, das mich sehr betroffen macht – wütend, traurig, ängstlich... oder aber irgendetwas, was mir in letzter Zeit „passiert" ist und mich erschreckt, verwirrt, aufgeregt oder ... hat.

Und ich frage mich, was in mir beziehungsweise in meinem Leben mit diesem Thema in Resonanz steht, was also eine ähnliche Qualität hat oder damit verwandt ist.

* Was könnte mir dieses Problem oder dieses Ereignis sagen, wenn ich mich seiner Botschaft öffne?

* Was projiziere ich nach außen, um es klarer zu erkennen?

Wenn ich solche Analogien erkannt habe, heile ich die entsprechenden Themen in mir durch liebevolle Nachsicht und durch eine Versöhnung der verschiedenen Persönlichkeitsanteile, die hier mitbeteiligt sind.

Heute laufe ich Wohlstand

Wachstum in uns selbst hinein, also die weitgehende Erfüllung unseres Potenzials, beruht einerseits auf innerer Freiheit und andererseits auf erweiterter Bewusstheit.

Wenn wir nach größerer Bewusstheit streben, sollten wir Geld – ebenso wie Beziehungen, Arbeit oder andere Lebensbereiche – als wertvolles Instrument betrachten, um unser Selbstbewusstsein und gegebenenfalls unser Selbstwertgefühl zu steigern.

Auch Geld ist ein Spiegel, der uns unser Verhalten deutlich spiegelt; denn die Bedeutung, die wir Geld beimessen, wie wir uns verhalten, um es zu bekommen, wie wir es verwenden und ausgeben, sowie die Bedürfnisse, die Geld für uns stillt – all das sagt eine Menge über uns aus.

Wenn wir all das bewusst betrachten, öffnen sich Türen zu erweiterter Selbsterkenntnis und ganz allgemein zu größerer Bewusstheit.

So gesehen, kann Geld als Werkzeug zu geistigem Wachstum dienen, wenn wir es mit der nötigen Distanz betrachten.

Während des heutigen Laufens frage ich mich:

* *Welche Überzeugungen hege ich über Wohlstand und wohlhabende Menschen?*

* *Welche Entscheidungen habe ich über Reichtum getroffen?*

* *Welche Blockaden hindern mich daran, zu tun, zu sein und zu haben, was ich mir wünsche?*

* *Welche Ängste halten mich davon ab, wohlhabend zu sein?*

* *Und wann habe ich erstmals die Entscheidung getroffen, dass diese Ängste für mich wahr sind?*

Was würden mir nahestehende Menschen vielleicht sagen und denken, wenn ich wohlhabend wäre und so lebte, wie ich es mir wünsche?

Und wie wäre ihre Reaktion, wenn ich verarmt wäre?

Wie hat mich dies bisher beeinflusst, und wie beeinflusst es mich immer noch?

Welche Aussage über Wohlstand mache ich durch meinen Lebensstil?

Welche mache ich verbal?

Was sagt dies über mein Verhältnis zu Geld?

Und was sagt dies über mein Verhältnis zu mir selbst?

Zu meinem Selbstwertgefühl?

Was bringt es mir, nicht zu haben, was ich mir wünsche?

Was kostet es mich?

Welche Möglichkeiten habe ich, mich dem Wohlstand zu öffnen?

Nun stelle ich mir vor, eine weit geöffnete und ganz reine Schale zu sein, die empfänglich ist für all den Reichtum, der für mich bereit ist, der sich mir schenken möchte...

Ich breite meine Arme weit aus und öffne mich bereitwillig diesem Strom an Energie...

Ich lasse alle Angst zurück und habe vollkommenes Vertrauen in mich…

„Ja, ich habe diesen Wohlstand verdient!"

Wenn Sie sich mehr mit diesem Thema befassen wollen, lege ich Ihnen auch mein Buch „Gespräche mit Geld – was mich mein Geld über Geld gelehrt hat" ans Herz.

Heute laufe ich meinen Wünschen entgegen

Das tägliche Laufen ist auch eine sehr kostbare Zeit auf dem Weg zur Erfüllung unserer Wünsche – und Wünsche, die aus unserem Herzen kommen, sind Wegweiser unserer Seele.

Als Vorbereitung für diese Laufübung ist die klare Wunschformulierung unerlässlich; denn wie können wir bekommen, was wir wollen, wenn wir nicht einmal wissen, was wir wollen?

Daher mache ich in einer ruhigen Stunde eine Liste all meiner Wünsche: zuerst spontan in der Reihenfolge, in der sie mir einfallen – dabei gehe ich alle meine Lebens-Bereiche durch (meinen Körper, meine Familie, meine Partnerschaften, meinen Beruf, meinen Wohnbereich, meine Finanzen, meine Freizeit, meine Eigenschaften...)

Dann ordne ich sie nach ihrer Zusammengehörigkeit.

Und anschließend nach ihrer Priorität.

Endlich suche mir einen aus, mit dem ich heute laufen möchte.

Diesen Wunsch formuliere ich:

- *sehr klar, präzise und unmissverständlich*
- *einprägsam und leicht zu merken,*
- *ohne Verneinung*
- *und in der Gegenwart,*
- *mit Begriffen, unter denen ich mir etwas vorstellen kann,*
- *und die mich positiv ansprechen,*
- *möglichst rhythmisch, eventuell sogar als Lied mit einer Melodie.*

Auf diese Weise gestalte ich mir mein persönliches Wunsch-Mantra, mit dem ich mich heute auf den Weg mache.

Während des Laufens wiederhole ich immer wieder mein Wunsch-Mantra und versetze mich in eine Situation, die charakteristisch wäre für den bereits erfüllten Wunsch.

Ich fühle mich ganz in diese Szene hinein, mit all meinen Sinnen – höre, wie sich das anhört, wenn mein Wunsch in Erfüllung gegangen ist, fühle, wie es sich anfühlt, sehe, was ich dann alles sehen kann, rieche den spezifischen Geruch und genieße den entsprechenden Geschmack...

* *Welche Menschen spielen in dieser Szene mit?*
* *Was tun sie?*
* *Was sagen sie?*
* *Wie ist ihre Mimik, ihre Körpersprache?*
* *Wo findet all das statt?*
* *Wie sind die Lichtverhältnisse?*
* *Wie ist das Wetter und die Temperatur?*
* *Welche Jahreszeit ist gerade?*
* *Welche Tageszeit?*

Und während ich meine Wunscherfüllung mit all meinen Sinnen und in möglichst vielen Details durchlebe, wiederhole ich immer wieder mein Wunsch-Mantra – wenn möglich laut, damit ich es nicht nur spreche oder singe, sondern auch höre.

Wichtig bei all dem ist, dass ich an die Möglichkeit der Wunscherfüllung glaube, und vor allem, dass ich mich dessen als wert erachte.

Sonst ist es so, als würde ich mit angezogener Handbremse versuchen Vollgas zu fahren...

Oder als würde ich mit einem Fingerhut zum Brunnen gehen, um Wasser zu schöpfen...

Wenn zwischendurch Zweifel kommen oder mich fremde Gedanken ablenken wollen, gehe ich ganz sanft, aber bestimmt wieder zu meinem Wunsch zurück und spreche/singe mein Mantra und visualisiere die bereits erfolgte Erfüllung...

Was mir dabei auch sehr helfen wird, ist mein Lächeln – denn im Lächeln schütte ich nicht nur Endorphine aus, sondern ich vermittle damit auch jenen Gehirnzentren, die für meine Befindlichkeit zuständig sind, den Eindruck: „es geht mir gut!"

Und den Eindruck zu haben, dass es mir gut gehen wird, wenn mein Wunsch in Erfüllung gegangen sein wird, ist wichtig – ansonsten ist mein Unterbewusstsein kaum zur Mitarbeit bereit.

Wenn ich das Gefühl habe, die entsprechende Saat für meinen Wunsch gelegt zu haben, lasse ich ihn los und denke an etwas ganz anderes.

Dieser Punkt ist eminent wichtig, weil ich damit meinem Unterbewusstsein die Möglichkeit gebe, nun in Ruhe und ungestört von meinem Ego (mit all seinen Zweifeln und Unsicherheiten) an der Verwirklichung meines Wunsches zu arbeiten.

Wollen Sie sich von meiner Stimme bei Ihrer Herzens-Absichten-Meditation begleiten lassen?

https://lebenswert365.info/medi-herzens-absichten

Heute laufe ich Zufriedenheit

„Möge jeder Deiner Wege mit Zufriedenheit gepflastert sein!"

Ist das nicht ein schöner Wunsch, der uns allen wohltut?

Wie sieht es mit Ihrer Zufriedenheit aus?

Dazu wäre es gut, Ihr derzeitiges Leben vor Ihrem geistigen Auge vorüberziehen zu lassen und Dinge, Bereiche oder Tatsachen zu finden, mit denen Sie zufrieden sind – und solche, mit denen Sie nicht zufrieden sind.

Die Beschäftigung damit nehme ich in mein heutiges Laufen mit – ich frage mich also:

„Womit bin ich in meinem derzeitigen Leben zufrieden?"

Gesundheitlich, beruflich, in meinen Beziehungen, in meinem Verhalten und meinen Reaktionen, im Verhalten und in den Reaktionen anderer mir gegenüber, in meinem Wohnbereich, in meinen Finanzen...

All diese Dinge vergegenwärtige ich mir möglichst intensiv und genieße das wohltuende Gefühl der Zufriedenheit.

Dann frage ich mich:

„Und womit bin ich derzeit unzufrieden?"

Dann überlege ich:

* Was von all dem, womit ich derzeit unzufrieden bin, könnte ich ändern?

* Und wie?

* Wann fange ich damit an?

Ich verspreche mir, all das, wovon mir heute klar geworden ist, dass ich es – ohne anderen zu schaden oder

Wunden zuzufügen – verändern kann, auch tatsächlich zu verändern.

Allerdings gibt es sehr wohl auch Dinge, die ich nicht ändern kann...

Dabei denke ich an das kluge Gebet:

> *„Gott gebe mir die heitere Gelassenheit,*
> *anzunehmen, was ich nicht ändern kann,*
> *den Mut, zu ändern, was ich ändern kann,*
> *und die Weisheit,*
> *das eine vom anderen zu unterscheiden!"*

In diesem Sinne trachte ich danach, all das, was ich nicht ändern kann oder derzeit vielleicht (noch) nicht ändern will, erträglicher zu machen, indem ich meine Einstellung dazu verändere und das Beste daraus machen.

Mag sein, dass es mir hilft, brachliegende Anlagen und Stärken zu entwickeln, oder ich kann etwas daraus lernen, vielleicht bringt es mich auch in meiner geistigen Entwicklung weiter, oder es verhilft einem anderen zu einem besseren Leben...

Laufende Sternzeichen

Nun kommen wir zu einem Kapitel, das ich mit einem Schmunzeln geschrieben habe und das auch Ihnen mehr Freude machen wird, wenn Sie Ihren Humor „einschalten", also bereit sind, sich von meinen Hinweisen erheitern zu lassen.

Mein Versuch, das Verhalten der zwölf Tierkreiszeichen im Zusammenhang mit dem Laufen zu charakterisieren, mag Ihnen zum Teil überzeichnet vorkommen, als Persiflage oder Karikatur.

Das liegt vor allem daran, dass es die reinen Tierkreiszeichen-Typen an sich nicht gibt; denn wir alle haben ja den gesamten Tierkreis archetypisch in uns angelegt.

Nur haben wir uns auf Seelenebene unsere ganz individuelle Mischung, unser persönliches „Menü" zusammengestellt, bei dem praktisch immer einige Zeichen in ihrem dynamischen Wechselspiel in den Vordergrund treten.

Wenn ich also beispielsweise den laufenden Skorpion beschreibe, dann wird diese Schilderung wohl kaum genauso auf einen lebenden Menschen zutreffen, ob er nun eine Skorpion-Sonne, einen Skorpion-Mond, diesen Aszendenten oder auch einen sehr prominenten Pluto in seinem Horoskop hat.

Dennoch wird sich ein „echter Skorpion" – also ein Mensch, der diesen Teil seiner Anlage stark auslebt – in der entsprechenden Beschreibung wiederfinden; so er selbstkritisch und -bewusst genug ist und entsprechend Humor hat!

Und das gilt natürlich ebenso auch für die anderen Betonungen – so wird ein stark vom Löwezeichen geprägter Mensch ein völlig anderes Laufverhalten an den Tag legen als einer, der stark „jungfräulich" oder „fischig" ist – Sie wissen, was ich damit meine.

Die Idee zu diesem Kapitel kam mir, als ich mich fragte, welche Tierkreiszeichen sich wohl am ehesten als Zielgruppe für dieses Buch eignen würden und welche gar nicht.

Und da ich mich seit über vierzig Jahren mit der Astrologie befasse, ergab es sich ganz natürlich, dass ich mir vorstellte, wie die einzelnen Archetypen wohl mit ihrem Laufen – oder den anderen Bewegungsformen – umgehen.

Und ich muss zugeben, dass mich die Einsichten, die mir dabei in den Sinn gekommen sind, selbst amüsiert haben; also hoffe ich, dass dies auch für Sie der Fall sein wird.

Wobei es vielleicht klug wäre, zuerst an andere Menschen zu denken, die Sie gut kennen, und sich vorzustellen, wie diese laufen, walken, Rad fahren, steppen oder schwimmen würden…

Keineswegs möchte ich Sie mit dieser Beschreibung verletzen, daher bitte ich Sie wirklich, Ihren Humor beim Lesen „einzuschalten" und bereit zu sein, sich schmunzelnd über die Schulter zu schauen und auch einmal herzlich über sich selbst zu lachen – für mich ist dieses Lachen eines der befreiendsten.

Der laufende Widder

Er braucht keine Aufwärmphase, und wenn er sich dehnt (wozu ihm meist die Geduld fehlt), dann tut er es so vehement, dass die Muskeln „schnalzen" – er ist eben kein lauer Mensch!

Normalerweise sprintet er energiegeladen los, am liebsten früh morgens, und er hält nicht viel von Strunzens „langsam, leicht und lächelnd". Ihm geht es darum, kurzfristig seine Höchstleistung zu erbringen – so wie auch sonst in seinem Leben.

Von einem langsamen Trainingsaufbau hält er absolut nichts, er will raschest Resultate sehen. Die Gefahr der Überforderung besteht bei ihm allerdings kaum, denn er hat eine erstaunliche Vitalität.

Generell läuft er lieber allein, aber wenn ein anderer Läufer in Sicht kommt, überholt er ihn natürlich, denn der Rivale in ihm bleibt nicht gern hinten.

Angezogen ist er gern in Rot, wobei er in seiner Hitzigkeit auch an kühleren Tagen kurze Ärmel vorzieht.

Was er überhaupt nicht schätzt, ist Ausdauer, und so mag er ebenso plötzlich wieder mit dem Laufen aufhören, geradeso wie er voller Enthusiasmus begonnen hat; weil er sich eben wieder für eine neue, vielleicht aufregendere Sportart begeistert hat.

Der laufende Stier

Fast ein Widerspruch in sich, denn bei Stieren ist es ob ihrer Bequemlichkeit fraglich, ob sie sich überhaupt je zum Laufen entschließen.

Und wenn sie sich dann tatsächlich dazu aufraffen, dann mag es noch eine Weile dauern, ehe das Trägheits-Moment, das für die irdisch-materielle Ebene so charakteristisch ist, überwunden ist.

Wenn Stiere dann doch laufen, so zumindest nicht allein – in angenehmer, meist eher rundlicher Gesellschaft trabt man dahin und unterhält sich dabei über die neuesten Kochrezepte, das neu entdeckte herrliche Restaurant und andere sinnliche Genüsse...

Für Stiere bedeutet es täglich von neuem einen beträchtlichen Kraftakt, die absolut bewegungsunlustige Trägheit zu überwinden; aber wenn für sie das Laufen einmal zum Ritual geworden ist, dann gewinnt es seine Eigendynamik. Und dann halten sie es über lange, lange Zeit durch – denn auch hier wirkt wieder das Trägheitsmoment, das einmal in Gang Gekommenes eher weiterlaufen als stoppen lässt.

Wundern Sie sich nicht, wenn Sie einem singenden Läufer begegnen – es ist vermutlich ein Stier!

Nach dem Laufen belohnt sich der Stier dann mit allerlei Köstlichkeiten, daher ist der Abnahmeeffekt bei ihnen vielleicht nicht so leicht zu erreichen wie bei anderen, unkulinarischeren Typen.

Der laufende Zwilling

Wenn diese Typen von der positiven Wirkung des Laufens hören, beginnen sie sehr spontan damit – einerseits, weil sie neugierig sind; andererseits, weil es ihrem enormen Bewegungsdrang entgegenkommt.

Auch sie laufen gern in Gesellschaft (oft mit anderen Zwillingen), weil die Kommunikation schließlich nie versiegen soll. So wird während des Trabens lebhaft diskutiert, informiert und alles an Neuigkeiten ausgetauscht.

Und natürlich hat der Zwilling auch beim Laufen sein Handy dabei, er könnte ja etwas versäumen.

Wenn Zwillinge allein laufen, hören sie sich währenddessen die Nachrichten an oder ein interessantes Hörbuch.

Für sie ist Laufen eine Gelegenheit zu „bewegter Kommunikation", und sie verbinden damit weder Ehrgeiz noch Leistungsanspruch – sie laufen einfach, warum auch nicht?

Allerdings nur so lang, bis es langweilig geworden ist und sich etwas anderes, momentan Interessanteres bietet.

Auch die Regelmäßigkeit lässt zu wünschen übrig, weil man schließlich als Hans Dampf in allen Gassen mit einem Popo nur auf einem Kirtag tanzen kann.

Übrigens wäre es nicht verwunderlich, wenn dieses Buch von einem Zwilling stammte, denn dieses Zeichen möchte alles in Worte fassen, um es in der ihm eigenen Schnell-Lebigkeit festzuhalten.

Der laufende Krebs

Im Zeichen Krebs geborene Menschen sind nicht besonders sportlich, und vor allem die Bewegung im Freien liegt ihnen nicht unbedingt. Eher noch laufen sie auf dem Laufband bei sich daheim, das ist einfach gemütlicher.

Aber lieber laufen sie gar nicht.

Wenn schon im Freien laufen, dann sollte es zumindest an einem Gewässer sein, entlang eines Flusses, an einem See oder am Meer... das beruhigende Plätschern und Rauschen vermittelt ihnen die Geborgenheit, die sie so dringend brauchen.

Wenn sich Krebse – meist im Schlepptau eines aktiveren, sie mitreißenden Mitmenschen – zu konsequentem Lauftraining entschließen, dann unterliegen sie sehr variablen Stimmungen und Befindlichkeiten.

An manchen Tagen laufen sie gern und ganz gut; dann wieder holt sie unsagbare Trauer ein, und sie wollen morgens am liebsten gar nicht aus ihrem Bett heraus – geschweige denn ganz hinaus.

Dieses Tief mit liebevollem Trost zu überwinden, wird schwer sein, und wahrscheinlich fällt an diesem Tag das Laufen einfach aus.

Gar nicht gern laufen Krebse allein, wobei sie während des Laufens nicht unbedingt sprechen müssen; denn der nonverbale Austausch ist viel wichtiger, weil er Missverständnissen vorbeugt. Er oder sie sollte einfach dabei sein, während man selbst seinen Tagträumen nachhängt.

Und danach gibt's zur Belohnung „etwas Gutes", eine Verwöhnung wie beispielsweise ein köstliches warmes Bad in der Wanne, womöglich mit Sprudeleffekt.

Der laufende Löwe

Wenn Löwen laufen – wenn sie also ihre Bequemlichkeit und ihre Abneigung gegen allzu viel Bewegung überwunden haben und wirklich laufen –, dann sollte man sie doch wenigstens beachten.

So werden sie kaum dort laufen, wo man sie nicht sieht, wo sie also nicht bewundert werden können – und sie kleiden sich auch dementsprechend: edel, teuer und auffallend: etwas Goldenes sollte schon dabei sein.

Die bewundernden Blicke anderer Läufer oder Spaziergänger nehmen sie huldvoll entgegen und sonnen sich darin; und man gewinnt den Eindruck, sie befänden sich auf einer Bühne.

Ihr Laufstil ist eher gemächlich, ja gemessen könnte man sagen, raubtierhaft irgendwie; wobei sie sich nicht auf ihre (natürlich die teuerste und beste) Pulsuhr verlassen, sondern auf ihre werte Befindlichkeit – Löwen wissen, was ihnen gut tut, denn sie haben sich schon sehr lieb.

Von Regelmäßigkeit halten sie nicht viel, denn sie lassen sich nicht gern einengen – wenn sie laufen, dann nur dann, wenn sie gerade Lust dazu haben, keineswegs aus Gründen der Disziplin oder Vernunft.

An sich wäre ihnen eine Sportart, die mehr Prestige verleiht, ohnehin lieber – Golfen etwa; vor allem, weil sie sich nicht gern „unter die Menge mischen".

Und Laufen ist nun mal zum Modesport der Masse geworden, also eigentlich unter ihrer Würde.

Die laufende Jungfrau

Diese Menschen laufen einzig und allein aus Gründen der Vernunft – eben, weil es gesund und nützlich ist.

Auch für sie ist die Qualität der Kleidung (der sportlichen, wie auch der sonstigen) wichtig; aber es ist eine Qualität, die erst beim zweiten Hinsehen und fast nur für Fachleute sichtbar ist. Alles ist edel und hochwertig, aber sehr dezent; und dafür geben sie auch gern etwas mehr aus.

Neben der Pulsuhr haben sie auch ihre Stoppuhr dabei, denn schließlich muss auch das Lauftraining genau strukturiert und vernünftig eingeteilt werden; außerdem möchte man stets die Kontrolle behalten.

So führen sie auch genau Buch über ihren konditionellen Fortschritt – und dass sie gewissenhaft nach der Pulsuhr laufen, braucht wohl nicht eigens erwähnt zu werden.

Jungfrau-Menschen laufen lieber allein, um sich voll und ganz auf ihren Körper konzentrieren zu können, mit dem sie sich in sehr reger Kommunikation befinden. So bemerken sie auch die kleinste Veränderung ihrer Befindlichkeit – böse Zungen nennen sie Hypochonder.

Sie sind gewissenhaft und diszipliniert, und werden ihr einmal begonnenes Lauftraining nicht so leicht wieder auf ihrem Weg verlieren. Dabei mögen sie es, wenn sie ihr Laufterrain gut kennen; und am liebsten laufen sie immer dieselbe Strecke, das ist überschaubar und klar.

Und möglichst sauber sollte es dort sein – über achtlos Weggeworfenes können sie sich ziemlich ärgern.

Da sie immer um Effizienz bemüht sind, verbinden sie ihr Laufen gern mit anderen Nützlichkeiten – somit werden Jungfrau-Menschen vermutlich eine Menge mit diesem Buch anfangen können. Und natürlich habe auch ich, der all dies eingefallen ist, eine starke Jungfrau-Prägung.

Die laufende Waage

Diese Menschen laufen nicht bloß, sie tanzen – sie bewegen sich elfenhaft und sehr ästhetisch in geschmackvollstem Outfit – einfach schön anzusehen.

Auch für sie ist es wichtig, gemeinsam mit einem Du zu laufen. Es geht ihnen nicht so sehr um den zu erwartenden Nutzen, sondern um das vielmehr um ein geselliges Gemeinschaftserlebnis, um das nett plaudernde und stets harmonische Zusammensein mit einem Du.

Man läuft leicht und locker, unter Vermeidung jeglicher Anstrengung, die als grob und unästhetisch empfunden würde.

Schon die Schweißneigung beim Laufen kann zum Problem werden, so hüllt man sich vor dem Weggehen in eine Wolke von exklusivem Deodorant, damit es ja keine Geruchsbelästigung gibt – das ist schließlich nicht nötig.

Waagen werden gern gesehen, und man sieht sie auch gern, weil sie einen durchaus erfreulichen Anblick bieten.

Sie sind charmant, lächeln jeden an, der an ihnen vorbeikommt – kokett flirtend und verführerisch manchmal – ohne jedoch das mit ihnen laufende Du vor den Kopf zu stoßen; schließlich sind sie stets um Harmonie bemüht.

Figürliche Korrekturen haben sie meist gar nicht nötig, denn sie achten so auf die Ästhetik ihres Körpers, dass bei ihnen Fettpolster an der falschen Stelle von vorneherein kaum Chance haben.

Der laufende Skorpion

„Alles oder nichts" ist hier die Devise, und wenn Skorpione sich fürs Laufen entschieden haben, dann halten sie es wahrscheinlich bis weit über den Tod hinaus durch – einfach, weil sie nicht loslassen können/wollen.

Ein gewisser Zug von Verbissenheit spielt hier immer mit, und so manche extreme Erfahrung beim Laufen, wie die brennenden Schmerzen der mit Milchsäure überschwemmten Muskulatur beim übertriebenen Laufen oder die extreme Schweißbildung (mit entsprechender Geruchsentwicklung) werden sehr bewusst und mit leicht masochistischem Anflug geradezu genossen.

Laufen ist, so wie alles im Leben des Skorpions, ein Stück der Selbstbesiegung – man ist unter diesem Zeichen zwar auch hart zu anderen, vor allem aber beinhart zu sich selbst. Und man geht dabei immer etwas über die Grenzen hinaus, sie sind schließlich zur Überwindung da.

Skorpione laufen gern in Schwarz, was die Schweißneigung im Sommer noch fördert – man will es einfach ganz genau wissen.

Kein Lauftag wird ausgelassen, auch in körperlichen Tiefphasen gibt es keine Nachsicht, geschweige denn Mitleid. Was man sich vorgenommen hat, führt man auch durch, nur der Tod kann einen an seinem Vorhaben hindern – und vielleicht nicht einmal der.

Skorpione laufen gern allein, sie verachten Small Talk und oberflächliches Geschwätz – wenn schon gemeinsam gelaufen und dabei kommuniziert wird, dann müssen es schon tiefgehende, psychologisch forschende und geheimnislüftende Gespräche sein.

Auch für Skorpion-Betonte mag dieses Buch mit seinen Anregungen zum In-die-Tiefe-Gehen bereichernd sein.

Der laufende Schütze

Menschen dieses Zeichens sind die geborenen Läufer – sie lieben ausgiebige Bewegung in freier Natur und schießen dabei gern übers Ziel; aber nicht, um sich selbst zu geißeln, sondern weil sie von ihrer unbändigen Begeisterung getrieben werden.

Nichts von Aufwärmen oder langsamem Aufbautraining! Sie laufen los, ja scheinen fast zu fliegen mit ihren weit ausgreifenden Schritten, als wollten sie die ganze Welt umspannen.

Spontan machen sie mit, wenn jemand sie zum Laufen einlädt, und laufen diesem Nichtsahnenden leicht davon – hätte er geahnt, dass er da kaum nachkommt, hätte er sich wahrscheinlich ein anderes Tierkreiszeichen als Begleiter gesucht. Aber noch lieber reißen sie andere mit ihrer glühenden Begeisterungsfähigkeit mit.

Gespräche sind dem Schützen wichtig, natürlich auch während des Laufens; wobei er als geborener Lehrer immer etwas belehrend und dozierend wirkt. Er spricht vor allem von sich selbst, von seinen Erfahrungen und Erkenntnissen und gibt liebend gern sein Wissen weiter, ob dies nun gewünscht wird oder nicht – der Missionar ist einfach stets bereit, die armen, unwissenden Mitmenschen zu retten.

Die Konsequenz des Schützen lässt zu wünschen übrig, denn wenn etwas uninteressant geworden ist, und das geschieht sehr bald, dann lässt man es einfach auf seinem Weg zurück, um sich neuen Abenteuern zuzuwenden.

Der laufende Steinbock

Dieses Zeichen läuft mit einer ähnlichen Verbissenheit wie der Skorpion, aber nicht so sehr, um sich selbst zu geißeln und an seine Grenzen zu gehen, sondern um Erfolg zu haben und seinen brennenden Ehrgeiz zu befriedigen.

So übertreibt der Steinbock auch zuweilen sein Training, einfach weil er immer noch mehr von sich fordert: kaum hat er ein Laufziel erreicht, steht schon das nächste am Programm; und Zufriedenheit kennt dieser Typ nicht – das ist ein ständiges Streben, ein Niemals-Aufgeben in erstaunlicher Konsequenz und Ausdauer.

Steinbock-Menschen geben sich nicht mit einem viertel- oder halbstündigen Training zufrieden, nein, das sollte schon der Marathon sein, und am besten noch der Triathlon, vielleicht noch mit zusätzlichen Hindernissen – und warum nicht auch einmal bergauf?

Manche reisen um die ganze Welt, um an den diversen Marathons teilzunehmen.

Am liebsten läuft man jedoch allein. Man ist einfach ein Einzelgänger und hebt sich aus der Masse heraus – außerdem ist wohl kaum jemand diesen Forderungen gewachsen. In eiserner Disziplin und asketischer Lebensweise wird bald alles aufs Laufen fokussiert, schließlich will man ja etwas Besonderes erreichen – laufen tun viele, aber mit solcher Mittelmäßigkeit gibt man sich nicht zufrieden.

Die Kleidung ist funktionell und lässt deutlich den durchtrainierten und gestählten Körper erkennen, denn ein wenig ist man schon stolz auf seine Leistung.

Der laufende Wassermann

Locker, leicht und lächelnd läuft der Wassermann, am liebsten in angeregtem Gespräch mit Gleichgesinnten, im Spiel mit Zukunftsvisionen und manch revolutionärer Idee.

Da gibt es immer etwas auszudiskutieren und vor allem in der Mischung der Geschlechter schwingt immer etwas von spielerischer Erotik mit. Zwischen Freundschaft und Liebschaft verschwimmen hier manchmal die Grenzen, und das gibt dem Laufen, wie überhaupt dem ganzen Leben, den nötigen Pfiff.

Dem Wassermann geht es nicht um körperlichen Nutzen, um Gesundheit, Gewichtskontrolle oder Stress-Bewältigung – er kennt schließlich keinen Stress, steht er doch stets über den Dingen. Und wenn in seinem elfenbeinernen Turm Stress aufkommt, wird er es nie zugeben.

Mit dem Laufen hat er begonnen, weil eine liebe Freundin ihn mitgenommen hat – warum auch nicht, obwohl er eigentlich lieber im Kaffeehaus sitzt und diskutiert als vor sich hin zu traben – denn mehr als das wird es wohl nicht, wozu auch?

Andere, die sich mit ihm zum Laufen verabreden, müssen sich auf einiges an Wartezeit gefasst machen, denn wenn er sagt, er kommt um elf Uhr (und viel früher wird man ihn nicht zur Verfügung haben), dann kommt er vielleicht um dreiviertel zwölf und ist fassungslos über die ungehaltenen Reaktionen jener, die auf ihn warten mussten. Das, was andere als Verlässlichkeit einfordern, grenzt für ihn an Zwanghaftigkeit und ist in seinen Augen Ausdruck kleinlicher Pedanterie – und in seiner Freiheit lässt er sich keineswegs einschränken.

Der laufende Fisch

Auch diese Kombination ist nicht unbedingt eine organische. Auch Fische sind eher träge, vor allem halten sie absolut nichts von einem konsequenten und kontinuierlichen Training; geschweige denn von Disziplin und vorgegebenen Leistungen.

Es kann schon einmal sein, dass ein allzu begeisterter Läufer einen Fisch kurzfristig mitreißt, dann geht er mit und läuft passabel neben dem anderen einher; weil er einfach sehr anpassungsfähig ist. Aber von sich aus würde er nie auf diese krause Idee kommen, wozu auch?

Gesundheit mag wichtig sein, ja, aber etwas dafür tun? Täglich ein Glas Rotwein, das eventuell, aber laufen? Und dann vielleicht noch regelmäßig? Nein, das ist auch viel zu anstrengend.

Schwimmen, ja, oder noch besser einfach im Wasser treiben lassen, das ist die Sportart der Fische, aber Laufen? Und dann noch mit irgendwelchen Übungen kombiniert?

Spirituelle Entwicklung... naja, warum nicht... meditieren... davon schwimmen aus dem allzu rohen Alltag... seinen Träumen nachhängen... aber doch nicht im Zusammenhang mit einer körperlichen Leistung, das ist doch viel zu kompliziert!

Einzig das Naturerlebnis könnte den Fisch locken, aber dieses kann man doch viel besser im Liegen genießen, am besten im oder zumindest am Wasser liegend ...

Laufen an den verschiedenen Wochentagen

Die einzelnen Tage der Woche sind jeweils einem Planetenprinzip und somit einem der sieben astrologischen Hauptarchetypen zugeordnet.

Wenn Sie, geschätzte Leser, Ihr Laufen in Resonanz mit der jeweiligen Tagesenergie bringen wollen, können Sie – so nicht ein aktuelles Thema nach Verarbeitung verlangt – jeweils gezielt eine der hier zusammengestellten Übungen aussuchen, die energiemäßig zum heutigen Tag passt:

Montag ist der Mond-Tag

Organisch wären hier eher weibliche, empfängliche und heilsame Übungen:

- in erster Linie die Spiegelungen (in Beziehungen und in der Welt),
- aber auch der heilsame Brief an ein krankes Organ,
- sowie die Auseinandersetzung mit Abhängigkeiten,
- unsere Zufriedenheit,
- und auch die Beschäftigung mit unseren Träumen wird an diesem Wochentag vielleicht besonders gut gelingen...

Dienstag ist der Mars-Tag

Passend wären hier eher männliche, aktive und energiegeladene Techniken:

- wie das Auflösen von Begrenzungen,
- die Lösung von Energieblockaden,
- ebenso wie die Problemlösung und

- die Befreiung von Hindernissen,
- die Tagesperspektiven,
- und natürlich die Begegnung mit dem inneren Mann...

Mittwoch ist der Merkur-Tag

Mit diesem Prinzip steht alles in Resonanz, was mit Kommunikation und Vermittlung, mit Lernen und geistiger Bewegung zu tun hat:

- der Brief an einen Menschen, der mein Leben verändert hat,
- die Begegnung mit innerer Frau und innerem Mann,
- das, „was ich dir schon immer sagen wollte" und
- natürlich die Assoziationsketten,
- ebenso vielleicht die Befragung eines Orakels und
- last but not least das Lachen...

Donnerstag ist der Jupiter-Tag

Dieses Planetenprinzip steht für Großzügigkeit und Gnade, für Vertrauen und Horizonterweiterung:

- so eignet sich dieser Tag besonders für Dankbarkeit,
- Vergebung / Versöhnung,
- Vertrauen und
- die Rettungen,
- aber auch für Erfolg und

- Wunscherfüllung,
- sowie die Lebensverbesserung,
- für die Selbstachtung und
- die Bewunderung für mich,
- und auch die Arbeit mit Glaubenssätzen wird vielleicht reibungsloser vor sich gehen...

Freitag ist der Venus-Tag

Eine sehr weibliche, liebevolle und freudige Energie, sinnlich und genussvoll:

- die Begegnung mit der inneren Frau,
- die Sinne,
- die Freude,
- die Geld-Reinigung
- oder der Wohlstand,
- unsere Wünsche ebenso wie
- die liebevollen Gedanken an einen lieben Menschen,
- und natürlich die Begegnung mit der inneren Frau
- oder das Rendezvous mit mir selbst...

Samstag ist der Saturn-Tag

Das Saturnprinzip ist streng und fordert Disziplin, es lässt Prioritäten finden und verlangt, das Alte, Abgestorbene loszulassen, es konsolidiert:

- also wird es uns beim Loslassen ebenso unterstützen
- wie beim Abschluss,
- bei der Krisenbewältigung,
- bei der Auseinandersetzung mit dem Tod und
- unseren Ängsten allgemein,
- aber auch bei der Ent-Schuldigung und
- der Ent-Sorgung, und es wird uns ebenso dabei helfen,
- aus unseren Fehlern zu lernen...

Sonntag ist der Sonnen-Tag

Die Sonne ist das strahlende Zentrum unseres Sonnen-Systems, das sich ohne Bedingungen verströmt und jedem seine überströmende Energie schenkt:

- die Sonnen-Anbetung bietet sich natürlich an,
- ebenso wie die Selbstliebe und
- die Selbstachtung,
- die Bewerbung an Gott / Göttin mag an diesem Tag ebenso authentisch sein
- wie die Lebensvision...

All das sind natürlich wieder nur Anregungen, denn die Zuordnungen zu den einzelnen Planetenprinzipien sind teils sehr individuell gefärbt.

So können Sie innere Frau und inneren Mann den Planetenprinzipien Venus und Mars ebenso zuordnen wie Mond und Sonne, unseren beiden polaren Hauptlichtern.

So können Sie die Bewunderung für sich selbst auf Jupiters Schwingen ebenso erleben wie unter Sonneneinstrahlung.

Und „die Stärke unserer Schwächen" kann unter den Fittichen des Mars ebenso erkannt werden wie unter Saturns strengem Auge...

Fühlen Sie einfach in sich hinein und finden Sie in sich selbst die Antwort – Ihre Innere Stimme ist immer bereit, Antwort zu geben, wenn Sie ihr Ihr offenes Ohr (und vor allem Ihr Herz) leihen.

Nehmen Sie all das, was ich hier für Sie zusammengetragen habe, als Anregung: probieren Sie möglichst alles aus und heißen Sie all das willkommen, wovon Sie profitieren können. Und verwerfen Sie jenes, was Ihnen (noch) fremd erscheint – das mag sich eines Tages ändern, muss es aber nicht...

Aber am wichtigsten bei all dem ist Liebe und Freude – wenn Liebe in Ihnen wirkt und Sie erfüllt, und wenn Sie tief in Ihrem Herzen Freude empfinden an dem, was Sie tun oder auch nicht tun, was Sie geschehen lassen oder auch nicht, dann sind Sie am richtigen Weg!

Noch einen letzten Gedanken darf ich Ihnen bei Ihrem „bewussten Wach-Laufen" mitgeben:

Wenn wir lernen, bewusst zu leben, ist jeder Augenblick so, als striche man leicht mit feinem Schleifpapier über ein wunderschönes, aber ungeglättetes Stück Holz – langsam verschwinden die Kanten und unebenen Stellen, und die innere Schönheit der feinen Maserung kommt allmählich zum Vorschein.

Möge dieses Buch dazu beitragen, dass einige oder vielleicht sogar viele von Ihnen Ihre ureigenste „Schönheit der feinen Maserung" wiederfinden und zum Vorschein kommen lassen.

Kontakt zur Autorin

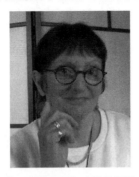

Dr. Michelle HAINTZ

Wer bin ich?

Als ursprünglich ausgebildete Ärztin bin ich heute vorwiegend als Schriftstellerin tätig. Sowie als bildende Künstlerin.

Parallel dazu bin ich Trainerin in der Persönlichkeitsbildung: in Seminaren, Gruppen und in der Einzelberatung.

Worin sehe ich meine Lebensaufgabe?

Ich begleite Menschen, die in Resonanz mit mir schwingen, in die freudige und lustvolle Entfaltung ihres Potenzials. Wichtige Bausteine sind dabei Stressbewältigung und Kreativitätstraining. Mein wichtigstes Credo ist:

„Wir brauchen nicht über uns selbst hinaus zu wachsen, wir sind groß genug. Es reicht, wenn wir damit aufhören, uns selbst kleiner zu machen, als wir sind; aber auch anderen nicht mehr erlauben, uns klein zu machen. Es gilt also letztlich, unsere wahre Größe einzunehmen, indem wir in uns selbst hineinwachsen!"

Wichtige Ansprechpartner sind „HSP – hochsensible und hochsensitive Persönlichkeit" sowie Menschen, die als

„alleingeborener Zwilling" zur Welt gekommen sind und Scanner Persönlichkeiten.

Meine Webseiten sind:

https://michellehaintz.com/

https://quanten-bewustheit.de/

https://seelenfitness.info/

https://hsp-test.info/

https://alleingeborener-zwilling.com/

https://lebenswert365.info/

Hier können Sie sich Ihr Geschenk zu diesem Buch herunterladen – lassen Sie sich von dem, was ich für Sie zusammengestellt habe, überraschen!

https://lebenswert365.info/laufbuch-geschenk/

E-Mail:

michelle@lebenswert365.info

dr.michelle.haintz@aon.at

Facebook „Hochsensibilität im neuen Licht":

https://www.facebook.com/drmichellehaintz/

Facebook privat:

https://www.facebook.com/michelle.haintz.79

YouTube:

https://seelenfitness.info/youtube-kanal/

Weitere Produkte der Autorin:

Mehr E-Books und Bücher von mir findest du auch auf meiner Autorenseite auf Amazon:

https://seelenfitness.info/Michelle-Haintz-Amazon/

Und hier sind zwei Übersichten über meine Produkte:

https://seelenfitness.info/produktuebersicht-haintz/

https://lebenswert365.info/produktseite-lw/

Meine Meditationen finden Sie hier:

https://lebenswert365.info/meditationen_enzln/

Sind Sie interessiert am Verlagsprogramm mit weiteren E-Books und Büchern?

Zum Bereich Esoterik, Coaching und Selbsthilfe für ein gesundes, erfolgreiches und glückliches Leben kann man sich hier informieren:

https://as-infothek.de/ebook-buch/

Printed in Poland
by Amazon Fulfillment
Poland Sp. z o.o., Wrocław